ESCUCHA A TU CUERPO, ESCUCHA A TU MENTE

Claudia Rainville

Escucha a tu cuerpo, escucha a tu mente

Traducción: Charlie Cecilia García Lárez

alternativas
ROBIN BOOK

Título original: *Connaître le fonctionnement de mon corps pour guérir*

© 2012, Les Éditions Québecor
Une société de Québecor Média

© 2014, Ediciones Robinbook, s. l., Barcelona

Diseño de cubierta: Regina Richling

Ilustración de cubierta: Shutterstock

Realización editorial: ebc, serveis editorials

Maquetación: Montserrat Gómez Lao

ISBN: 978-84-9917-346-7

Depósito legal: B-5684-2014

Impreso por Sagrafic, Plaza Urquinaona, 14 7º 3ª, 08010 Barcelona

Impreso en España - *Printed in Spain*

A Carolina, por el entusiasmo y la motivación que me ha infundido durante la realización de este libro.
A todas las personas que desean cooperar en su curación.
A todos los médicos, participantes y terapeutas sinceros cuya motivación principal es el amor.
Al Doctor Ryque Geer Hamer por su obra incalculable y por su gran honestidad científica y su entusiasmo para emerger el conocimiento de la ignorancia.

Agradecimientos

Desde el fondo de mi corazón deseo agradecer:

A la energía de la luz que yo llamo «mis guías espirituales» que durante años me enseñan, me guían y me sostienen en este trabajo de ayudar a otros.

A todos los investigadores reales que por sus descubrimientos y sus escritos, me han inspirado y me han permitido tener acceso a un mayor conocimiento de las leyes que rigen nuestro mundo.

A todos mis participantes que, gracias a sus interrogantes y el compartimiento de sus conocimientos, han enriquecido los míos.

A todos mis lectores y lectoras que, de acuerdo a su apreciación, me han motivado a poner en palabras lo que he descubierto durante mis investigaciones en metamedicina.

A todos mis editores, distribuidores y librerías por su apreciada colaboración en la difusión de mis libros.

Índice

Agradecimientos 9

Prólogo 13

Capítulo 1
Nueva perspectiva sobre la enfermedad y sus causas 17

La importancia de adaptase para sobrevivir 18

El cerebro, órgano de adaptación 20

Comprender cómo funciona nuestro biorritmo
    o ritmo neurovegetativo 26

Reconocer las fases de nuestro biorritmo 30

Cómo nace la enfermedad y cómo evoluciona 35

Capítulo 2
Conocer mi sistema de defensa 43

El sistema linfático 43

Los defensores 47

Los enemigos 49

Los microorganismos y nosotros 58

Los antibióticos 66

Las vacunas 70

Capítulo 3
Comprender lo que son los tumores 83

¿Qué son los tumores? 84

La clasificación de los tumores 85

El desarrollo de los tumores 96

¿Podrían los tumores tener un sentido insospechado
    por la medicina clásica? 107

¿Qué debemos pensar sobre las pruebas clínicas? 108

¿Los tumores pueden desaparecer por sí mismos? 111

Capítulo 4

Activar la energía de curación en mí 123

Los factores que actúan en sinergia con la energía de curación 125

¿La energía de curación puede activarse a través de la risa? 148

Capítulo 5

Resolver los conflictos que crean mis males 153

¿Qué es un conflicto? 153

Los tipos de conflictos 154

Ejemplos de cómo liberarse de los conflictos 163

Capítulo 6

Cooperar con mi cuerpo en su proceso de curación 195

Ser cuidado o curado, una cuestión de elección 195

La relación cuerpo-espíritu 202

Hablarle a nuestro cuerpo y escucharlo 206

Darle tiempo a nuestro cuerpo para curar 210

Pensar en otra cosa 212

No apreciar a su médico 213

Mantener la esperanza 214

Tratar bien a nuestro cuerpo 219

Bibliografía 223

Prólogo

En 2003 presentaba el libro *Metamedicina: herramientas terapéuticas*. Esta obra buscaba ofrecer las herramientas suplementarias a terapeutas, enfermeras y médicos para que pudieran, a su vez, ayudar mejor a los pacientes.

Sin embargo, cuando presentaba mis seminarios de formación en metamedicina, me daba cuenta de que estos profesionales procedentes de la medicina tradicional, natural, paralela u holística también requerían, al igual que un inexperto, de un lenguaje simple para comprender mejor cómo funciona nuestro cuerpo.

Por ejemplo, cuando le preguntaba a un médico que cuál era el rol de las bacterias en nuestra piel, me respondía que eran saprófitos que servían para protegernos. Eso fue también lo que a mí me habían enseñado.

Ahora bien, las bacterias no nos protegen, este rol se devuelve al sistema linfático. Las bacterias participan principalmente en la transformación de la materia. En nuestra piel, ellas son las que intervienen para arrastrar las células muertas, las cuales se eliminan cuando nos duchamos. En la boca, transforman los restos de alimentos que allí permanecen, por sólo citar algunos ejemplos.

Estas situaciones me hicieron percibir hasta qué punto la mayoría de nosotros toma como verdad lo que se le ha enseñado, y que algunas veces sólo revelan hipótesis, o más aún, aquello que se transmite por la opinión pública o por los medios de comunicación.

De allí nace la idea de escribir un libro, sobre todo para ayudar a mis lectores a comprender mejor el funcionamiento del cuerpo, con el fin de que puedan saber lo suficiente para no dejarse impresionar por términos médicos que no conocen; para que puedan escoger con claridad los tratamientos que les puedan proponer; y al mismo tiempo, para que puedan ser capaces de cuidar lo mejor posible su salud vital.

Una persona en particular fue la que me motivó durante la escritura de este libro. Se trata de una canadiense a la que yo llamo Alison en estas páginas. Me consultó por un cáncer de pulmón. Traté su caso alrededor de nueve meses. Un día, y en forma de agradecimiento, me dijo: «Más adelante voy a escribir un libro que se titulará: *Cómo mejorar sin medicamentos y sin tratamientos*», pero no tuvo tiempo de realizarlo.

La presente obra es, por lo tanto, la plasmación del sueño del Alison, pero no por ello vaya usted a creer que por leerlo ya no necesitará medicamentos o tratamientos, puesto que ellos nos ayudan cuando desconocemos otros medios para cesar nuestro sufrimiento. No obstante, el conocimiento de nuestro cuerpo y de su mecanismo de curación nos permitirá encontrar la confianza en nuestro cuerpo para curarnos. Efectivamente, no podemos saber si nos podemos curar con la ayuda de los medicamentos, estos también pueden crear otros desórdenes en nuestro organismo.

Un tercio de las hospitalizaciones se deben a los efectos nocivos de los medicamentos. Un gran número de personas mueren cada año por sus efectos secundarios.

Sin considerar que en los países en los que el Estado está a cargo de la salud, los ciudadanos activos consagran cada año tres meses y medio de sus salarios para atender los gastos de su sistema de salud.

Cuidar nuestra salud, por lo tanto, se convierte en una responsabilidad que asumimos para la colectividad. Pocas personas, al consultar a sus médicos o al realizarse una serie de exámenes médicos, piensan en todas esas personas que permiten que se les retire una parte importante de su salario para cubrir los gastos de todos esos exámenes.

Si cada uno de nosotros comenzara a conocer mejor nuestro cuerpo, y a ser partícipe en su proceso de curación, sería menor el número de médicos agobiados por la sobrecarga de trabajo motivado por el gran flujo de pacientes. Ello ayudaría a nuestra economía a destinar más dinero a la calidad de los cuidados o a los proyectos de desarrollo social. Ese es el objetivo de este libro.

Las historias aquí relatadas son auténticas. Sin embargo ellas fueron un poco modificadas y los personajes ligeramente maquillados, con el fin de respetar el anonimato de las personas involucradas.

Además, se presentan con abreviaturas, de manera que el lector sólo retenga lo esencial de mis propósitos. Lo que no significa que sean cuestiones simples o que tengan que ver con una sola causa. La metamedicina es a la vez simple y compleja: simple por las «claves» que utiliza, y compleja por todas las posibilidades que se le ofrecen.

En algunos momentos este libro será un poco difícil de leer debido al gran número de términos médicos. Si este es el caso, te animo a que prosigas con la lectura y trates de retener sólo lo que pudiera serte útil en cuanto al funcionamiento de tu cuerpo.

Es con todo mi cariño, confianza y tu potencial de curación que te propongo a conocer mejor tu cuerpo y así cuidar más tu salud.

Tu amiga Claudia.

Capítulo 1

Nueva perspectiva sobre la enfermedad y sus causas

> *La enfermedad no aparece por azar, ella se activa, evoluciona, se estabiliza o desaparece de acuerdo a las circunstancias de ciertos acontecimientos.*
>
> Dr. Henri Laborit

La enfermedad, de acuerdo al enfoque clásico, constituye una alternación orgánica o funcional de la salud, compuesta por un conjunto de rasgos definidos, particularmente una causa, signos y síntomas, una evolución, así como modalidades terapéuticas y pronósticos precisos.

Por ejemplo, si un órgano deja de funcionar de manera natural, se buscan las causas, que pueden ir desde una descomposición automática, una infección (viral o bacteriana), una alergia, una hipersensibilidad del organismo, hasta una sustancia extraña o la presencia de células atípicas.

Muy pocas son las veces que se ha considerado la enfermedad como un proceso sano y vital en la evolución de la vida.

El principio de evolución está conformado por cuatro fases: el nacimiento, el crecimiento, la reproducción y la muerte.

Lo que se conoce como «enfermedad» es el resultado de los esfuerzos que realiza el organismo de un ser vivo para adaptarse a una situación desestabilizadora con el fin de mantenerlo con vida.

De igual modo, la enfermedad forma parte del proceso de selección natural. Para mantener el equilibrio del ecosistema, resulta imperativo que unos mueran para dar cabida a los que nacen.

LA IMPORTANCIA DE ADAPTARSE PARA SOBREVIVIR

Un organismo vivo es un organismo que se sabe adaptar. Todo organismo vivo debe poder adaptarse a las variaciones constantes de su medio para desarrollarse, crecer y reproducirse. Sin esta posibilidad de adaptación, no podría vivir.

De manera general, el organismo percibe los cambios en su entorno inmediato (información) y aporta una respuesta (acción o reacción) que le permite adaptarse para asegurar su supervivencia.

Al observar la naturaleza, bien sean los elementos del reino vegetal o animal, se descubren muchos de estos mecanismos de adaptación, tales como la orientación de las hojas y de las flores o incluso el aumento de la densidad del pelo de los animales al principio del invierno así como de su caída en la primavera.

Nosotros, los seres humanos, también debemos continuamente adaptarnos a un entorno que varía sin cesar, ya sean las condiciones climáticas (en verano se tiene mucho calor y en invierno, en ocasiones, mucho frío) o de la comida que consumimos, que varía de una estación a otra. Y qué decir de las situaciones que vivimos en nuestro entorno (vecinos, compañeros de trabajo, amigos, padres, niños y sobre todo, nuestro compañero/a de vida).

Mientras podemos superar todo aquello que nos causa estrés o emociones todo está bien. Cuando no podemos adaptarnos o cuando ya no podemos más es cuando surgen las perturbaciones que afectan nuestra salud y nuestro bienestar.

En el caso de los vegetales y de los seres más primitivos, esta supervivencia está garantizada por reacciones simples. La necesidad de la luz conllevará a las plantas a dirigirse hacia el lado del sol, y las bacterias, así como los protozoos, hacia una fuente luminosa: este es el efecto del fototropismo.

Durante el proceso de evolución, los organismos que surgieron en este planeta se encontraron dotados de órganos cada vez más perfeccionados con el fin de poder mejor adaptarse a su medio ambiente, y en consecuencia, garantizar su supervivencia. En el caso de los organismos más complejos, como son los animales y los seres humanos, esta adaptación constante se realiza gracias al cerebro. Si comparamos el cerebro humano con el sistema nervioso rudimentario de los organismos menos evolucionados, es como si hiciéramos la comparación entre las posibilidades de un ordenador y las de un ábaco.

El cerebro envía de manera continua órdenes al conjunto de los órganos y, a cambio, estos le envían informaciones con las que puede constantemente adaptar el organismo. ¿Hace calor? Receptores colocados en nuestra piel comunican esta información a nuestro cerebro. A su vez, el hipotálamo envía trasmisiones nerviosas encargadas de dilatar los vasos sanguíneos de nuestra epidermis y de estimular las glándulas sudoríficas para producir el sudor que será segregado con el fin de refrescar nuestra piel. Este proceso conlleva necesariamente una pérdida de agua. Si tenemos la posibilidad de beber o hidratarnos, restablecemos el equilibrio. De esta manera es como se mantiene nuestra homeostasis.

Pero si nos vemos forzados a permanecer bajo una temperatura elevada sin la posibilidad de beber, podemos sufrir deshidratación, lo que pudiera ocasionar dolores de cabeza, mareos, náuseas, y de ser continua, hasta la pérdida de conciencia. Esto es lo que solemos llamar como síntomas, es decir, reacciones biológicas como consecuencia de una situación desestabilizadora que afecta nuestro organismo. Estos síntomas son una alerta que activa nuestro cerebro para indicarnos la urgencia de hidratar nuestro organismo.

Si hace frío y no estamos lo suficientemente abrigados, las células que se comportan como un termostato en nuestra piel van a informarle al cerebro de esta baja temperatura. Este reaccionará provocando una vasoconstricción cutánea para reducir la pérdida del calor interno. Si no tenemos la posibilidad de calentarnos y si permanecemos en el frío, se estimulará el reflejo de escalofrío para producir calor. Si conseguimos cobijo o un elemento difusor de calor, esa ligera molestia sólo será pasajera. Por el contrario, si somos sometidos a bajas temperaturas sin la posibilidad de calentarnos, nuestras extremidades pueden sufrir de hipotermia. Si esta situación se prolonga, el frío se apoderará de todo nuestro cuerpo, y por lo tanto, moriremos.

Nuestro organismo está concebido para saber enfrentar los desequilibrios, pero sus posibilidades de adaptación son limitadas. Las perturbaciones demasiadas internas o muy frecuentes van a producir desequilibrios que nosotros llamamos «enfermedades». La muerte se produce cuando nuestro cuerpo no puede más o cuando ya no puede adaptarse a lo que desestabiliza su homeostasis.

EL CEREBRO, ÓRGANO DE ADAPTACIÓN

El cerebro humano constituye la más hermosa herencia filogénica que las múltiples generaciones de especies, desde el pez cartilaginoso hasta el hombre, han desarrollado a lo largo de una evolución que totaliza 180 mil millones de años. Se distingue por el desarrollo marcado de su parte anterior, el telencéfalo (los dos hemisferios), en torno a estructuras más primitivas que le permiten compartir propiedades ancestrales comunes con mamíferos e, indirectamente, con reptiles. Esta integración de tres cerebros en uno sugiere tres niveles de funcionamiento psíquicos interdependientes.

Cerebro reptil o cerebro de los instintos

Es aquel que rige el funcionamiento de los osos, los peces, los anfibios y los reptiles. En los seres humanos, corresponde al tronco cerebral. Garantiza la satisfacción de nuestras necesidades primarias (comer, dormir, reproducirnos) y es el responsable de nuestras reacciones instintivas. Su memoria es ancestral, lo que lo lleva a responder a reflejos innatos.

El cerebro reptil comprende dos sistemas:

- **El sistema nervioso central**. Es nuestro cerebro motor, el que es responsable de nuestros movimientos.

- **El sistema neurovegetativo**. Es nuestro cerebro autónomo, el que se encarga de todas las funciones automáticas de nuestro cuerpo, como respirar, hacer circular la sangre, hacer latir nuestro corazón, digerir, eliminar, etc.

Cerebro mamífero, o cerebro de las emociones

Con el cerebro mamífero se ha desarrollado el afecto, los cuidados parentales, el sentido de la asociación. El afecto necesita una memoria de largo plazo, y la noción de gusto o de disgusto a veces implica el recuerdo de una experiencia pasada. Por lo tanto, es un cerebro memoria, responsable de nuestras reacciones emocionales.

En el caso de los humanos, corresponde al lóbulo límbico y forma el sistema límbico que clasifica cada una de las experiencias que encontramos o que hemos vivido en las categorías «a ser evitadas» o «a ser repetidas». Si una experiencia fue colocada en la primera categoría, cada vez que nos vemos confrontados a una situación similar, nuestro sistema límbico va activar el sistema inhibidor de acción para impedir que actuemos, o nos incitará a plantear una acción de huída o de sabotaje.

Tomemos la experiencia siguiente: Un niño pequeño le pregunta a su profesor si puede ir al baño. Este le responde que debe esperar la hora del recreo, y más bien le pide que se acerque al escritorio para interrogarlo. El estrés de tener que responder a las preguntas de su instructor activa la función renal del estudiante que no puede retener más su vejiga. Un mar de orina desciende hasta sus pies. El profesor se molesta mientras que los otros estudiantes se burlan. El pequeño niño se siente humillado, ridículo y avergonzado.

¿Qué pasará con él cada vez que se le pida hablar frente a un grupo? Se sentirá incapaz de hablar, completamente inhibido, y no querrá más que abandonar ese grupo.

Si una categoría fue clasificada como «para ser repetida», nuestro sistema límbico nos motivará a repetirla, aunque nos resulte desfavorable.

Por ejemplo, si obtuvimos un buen resultado, a pesar de hacer un esfuerzo en el último minuto, nuestro sistema límbico pudo retener la conclusión siguiente: «pese a hacerlo a última hora, lo entregué a tiempo». Por lo tanto, cada vez que tengamos un trabajo importante que entregar, nuestro sistema límbico nos conducirá a perder nuestro tiempo y a hacerlo a última hora.

Si en una situación de abandono, aquellos a quienes amamos acuden para prestarnos ayuda, nosotros muy bien pudimos memorizar la conclusión siguiente: cuando estoy enfermo, alguien se ocupa de mí y, por lo tanto, tengo ganas de vivir.

Por el contrario, cada vez que nos sentimos abandonados o cuando perdemos el gusto por vivir nuestro sistema límbico le enviará a nuestro cuerpo un problema de salud suficientemente serio como para que otros nos brinden los cuidados necesarios para poder seguir viviendo. Así pues, podríamos desarrollar una enfermedad y luego otra sin comprender la razón, hasta que tomemos conciencia y podamos extraer una conclusión, que en este caso nos será favorable.

El sistema límbico no piensa, funciona a modo de supervivencia a partir de las experiencias pasadas que ha memorizado.

Si hemos memorizado que amar es igual a sufrir, es muy probable que tengamos miedo a experimentar ese sentimiento. Cada vez que se nos presente la ocasión de compartir una relación amorosa, inconscientemente vamos a buscar sabotearla. En fin, cuando la relación se termine, nos preguntaremos por qué hemos creado toda una historia por tan poco. La respuesta se encuentra en esta memoria emocional[1].

Sistema límbico izquierdo. Gracias a él podemos recordar los acontecimientos que hemos vivido.

Sistema límbico derecho. Este sistema memoriza todas las emociones que hemos experimentado desde nuestra concepción.

---

1. En mi libro *Je me crée une vie formidable!* explico cómo liberar esta memoria emocional. Igualmente se ofrecen seminarios sobre la liberación de la memoria emocional. Para mayor información, consultar la página web www.metamedicine.com.

Neocorteza o cerebro del intelecto

Para solucionar los problemas que se presentan en nuestras relaciones con otros, la naturaleza concibió el neocórtex, de manera que recibe las señales en primer lugar, por la vista, los oídos y toda la superficie de nuestro cuerpo, el gusto y el tacto dependen del cerebro primitivo. Esta información se intercambia entre los dos hemisferios cerebrales para dar lugar a una conclusión que motivará la acción. Si esta conclusión conlleva una noción de disgusto, de éxito o de fracaso, será memorizada por el sistema límbico.

Corteza o hemisferio cerebral izquierdo. Es la parte racional y analítica que nos permite pensar, analizar, evaluar las propuestas de una manera concreta (valdrá o no la pena). Pone el énfasis por lo que es lógico. Es el centro de la inteligencia.

Corteza o hemisferio cerebral derecho. Es la parte no racional, imaginaria que nos permite tener una visión general de utilizar nuestra imaginación, evaluar las cosas de manera emotiva (eso me gusta o no me gusta). Su énfasis está en lo que se siente. Es el centro de la intuición.

Por lo tanto, el rol del cerebro consiste en recopilar las informaciones concernientes al medio exterior y al estado interno del cuerpo, analizar esas informaciones y provocar las respuestas apropiadas, con vistas a garantizar la supervivencia del organismo, además de garantizar otras más complejas sobre la necesidad de experimentar emociones positivas (placer, excitación) y evitar las emociones negativas (dolor, ansiedad, frustración).

Para cumplir con ese rol, el cerebro utiliza programas de supervivencia aprendidos, pero puede igualmente mejorar sus resultados por el aprendizaje fundado en la memoria.

El cerebro funciona como un verdadero ordenador que controla un aparato extremadamente complejo. Su unidad central es el sistema nervioso central que controla los músculos esqueléticos y rige los movimientos voluntarios. Trabaja de común acuerdo con el sistema nervioso periférico y el sistema nervioso autónomo, especializado este último en la regulación automática del funcionamiento interno del cuerpo.

El sistema nervioso central

También conocido como sistema cerebro espinal, el sistema nervioso central (SNC) está constituido por células nerviosas, neuronas y tejidos de sostén o intersticial. Está formado por el encéfalo (unión del cerebro primitivo y del neocerebro) y por la médula espinal. Está protegido y alimentado por las meninges y el líquido cefalorraquídeo.

Se trata de un sistema voluntario consciente que funciona con el sistema nervioso periférico, el cual está compuesto de fibras nerviosas que son la prolongación de las neuronas unidas en nervios (los doce pares de nervios cranianos y los treinta y un pares de nervios raquídeos). Cada nervio presenta dos raíces: una posterior, sensitiva que comprende el ganglio espinal; la otra anterior, motriz, desprovista de ganglio. Todos los nervios raquídeos, por lo tanto, son mixtos: motores y sensitivos. Se unen con frecuencia en un conglomerado inextricable, dando paso a la formación de plexos (cervical, dorsal, lumbar y sacro). Entonces, se entiende que la sección de la médula provoca una parálisis y una insensibilidad debajo del nivel de la sección.

El rol del sistema nervioso central consiste en recibir las informaciones sensoriales provenientes de la vista, los oídos y otros receptores del cuerpo, luego los analiza y les transmite una respuesta adaptada (la respuesta puede ser la activación de uno o de muchos músculos).

El sistema nervioso autónomo o neurovegetativo

La actividad nerviosa puede ser más o menos consciente o más o menos voluntaria. Sabemos por experiencia que, en algunas funciones de nuestro cuerpo, nuestra consciencia y nuestra voluntad intervienen en una medida extremadamente reducida, incluso nula. Apenas si pensamos en el funcionamiento de nuestros pulmones, corazón, hígado, riñón, intestinos o en nuestras glándulas sudoríparas. No tenemos que influir para ponerlas en marcha. Resulta maravilloso que así sea, puesto que no podríamos tener ningún descanso verdadero, y ¡la gente distraída no viviría mucho tiempo!

Sin embargo, habría que precisar que autonomía no significa independencia completa. Sabemos muy bien que un temor intenso puede acelerar los latidos del corazón, que las preocupaciones pueden cortarnos el apetito o perturbar nuestra digestión.

Por lo tanto, poseemos un sistema automático que regula esas funciones. Estas actividades fundamentales a veces se les llaman «vegetativas», ya que se desarrollan en la mayoría de los casos sin la intervención de nuestra voluntad.

Colocado bajo la orden del hipotálamo, el sistema neurovegetativo está formado por dos cuotas de fibras: el sistema simpático y el sistema parasimpático. Estos dos sistemas ejercen acciones complementarias sobre los órganos en los que intervienen. De manera general, y por referencia a su neuroquímica, su función recíproca se puede comprender de la siguiente manera: la parte simpática es ergotrópica, es decir, asume el gasto de energía; la parte parasimpática es trofotrópica, es decir, restaura la energía.

El sistema nervioso simpático u ortosimpático

De manera general, el sistema nervioso simpático estimula todo lo que está biológicamente previsto para mantenernos despiertos o atentos, a fin de poder ocuparnos de nuestras actividades físicas e intelectuales, así como de mantenernos en estado de alerta para enfrentar los riesgos que podamos encontrar.

Este sistema nervioso simpático está constituido por dos cadenas de nervios que parten de la médula espinal para unirse con todos los órganos y otras estructuras que controlan. Las terminaciones nerviosas de esos nervios, por lo tanto, liberan en esos tejidos neurotransmisores químicos que son **adrenalina** y la **noradrenalina**. El sistema simpático estimula igualmente la liberación de adrenalina por las glándulas suprarrenales.

Así, para preparar nuestro cuerpo a actuar o a reaccionar, en caso de ser necesario, el sistema simpático acelera el ritmo cardíaco y respiratorio y contrae los vasos sanguíneos, irrigando la piel y las vísceras abdominales, con el fin de aumentar la presión sanguínea en los músculos, y que todos estos puedan actuar rápidamente y con energía.

El sistema nervioso parasimpático

El sistema nervioso parasimpático estimula nuestras funciones de reposo y de recuperación. Su acción es, por consiguiente, predominante durante las horas de sueño o cuando nuestro cuerpo se encuentra cansado, herido o enfermo.

El sistema nervioso parasimpático está constituido por una primera serie de nervios que se originan en el encéfalo (tronco cerebral), y por una segunda serie que emerge de la parte inferior de la médula espinal (región consagrada).

Los nervios parasimpáticos desembocan en los mismos órganos y estructuras de aquellos que son inervados por el sistema simpático. Ellos liberan de igual modo un neurotransmisor, la acetilcolina, que provoca efectos opuestos a los inducidos por la adrenalina, que estimula el estar despierto y la acción, mientras que la acetilcolina nos resta la energía de poder actuar, favoreciendo así la fase de recuperación. Por esta razón, toda perturbación física o emotiva es seguida por una baja de energía.

Uno de los nervios más importantes es el nervio vago o neumogástrico (proveniente del tronco cerebral). Desciende con los vasos del cuello para intervenir en la casi totalidad de las vísceras (esófago, corazón, bronquios, estómago, intestino delgado, páncreas y riñones). Esto explica que también se le dé el nombre de vagotonía a esta fase del parasimpático.

COMPRENDER CÓMO FUNCIONA NUESTRO BIORRITMO O RITMO NEUROVEGETATIVO

Si nuestra salud depende de nuestra capacidad de adaptarnos, esta adaptación se efectúa esencialmente por la acción alternada de los sistemas simpáticos y parasimpáticos, que corresponden a una alternancia de fases de actividad y de reposo.

La fase de actividad está garantizada por el sistema simpático mientras que la fase de reposo, que permite la recuperación y la reparación de los tejidos deteriorados, está garantizada por el parasimpático.

De manera general, cuando gozamos de buena salud, nos levantamos por la mañana luego de una buena noche de sueño y estamos dispuestos a asumir las diferentes tareas que van a marcar nuestra jornada. Nuestro corazón late a un buen ritmo, nos sentimos dinámicos y respiramos bien gracias a la dilatación de los bronquios. El esfuerzo nos hace transpirar. Nuestro sistema simpático está al mando.

Al llegar la noche, reducimos nuestras actividades u optamos por otras que nos requiera menos energía. Luego el cansancio se hace sentir, y nos vamos a dormir. Es ahora cuando el parasimpático toma el relevo.

Nuestro cerebro y nuestros órganos descansan del trabajo realizado en el transcurso del día. Durante esta fase, nuestras pupilas se contraen, nuestro ritmo cardíaco desciende, nuestra tensión arterial baja, la comida se digiere con tranquilidad, y los músculos y el esfínter de la vejiga se contraen. El organismo entero se recupera.

Si tenemos una vida relativamente estable, es decir, sin grandes preocupaciones o perturbaciones, este equilibrio entre actividad y descanso, o sistema simpático o parasimpático, nos mantiene en un estado que podemos llamar **normotonía** que equivale a un biorritmo regular, como la prueba de estar saludable.

Pero la vida que llevamos en nuestra sociedad moderna nos obliga a variar el respeto de este equilibrio entre actividad y reposo. En muchas ocasiones nos ha tocado trabajar muchas horas, levantarnos temprano y luego acostarnos muy tarde. Una ausencia de sueño, una falta de descanso obliga al organismo a reorganizarse. Este debe modificar el mecanismo que regula la vigilancia y la atención.

Un desarreglo momentáneo no arrojará consecuencias si hay algún tipo de compensación durante las noches subsiguientes. Por el contrario, si trabajamos mucho para alcanzar un objetivo que nos hemos trazado o si hacemos frente a todas nuestras obligaciones e ignoramos durante un largo tiempo nuestras necesidades de descanso, nuestro organismo se verá afectado.

Todo estrés, cualquiera que sea, nos mantendrá despiertos, bajo la acción del sistema simpático.

Cuando podemos, finalmente, bajar la tensión que nos producen nuestras actividades, sentimos una gran fatiga; es la fase del parasimpaticolínico (ampliación de la acción del parasimpático) que toma el relevo y que será preponderante sobre la del simpaticolínico (ampliación de la acción del simpático). Es así que nuestro organismo se reequilibra automáticamente.

Algunas personas se sorprenden cuando están de vacaciones y sienten un gran deseo de dormir. En la mayoría de los casos, han estado trabajando mucho antes de darse esta pausa. En el momento en que se detienen, su cuerpo lo compensa con una gran parasimpaticotonía, que se traduce en un gran cansancio.

Para comprender mejor la alternancia entre estos dos sistemas, deberíamos comparar nuestro cuerpo con una batería recargable. Durante la noche, el sistema parasimpático lo recarga. En el día, por lo tanto, disponemos de una buena energía para llevar a cabo todas nuestras diferentes actividades. Al final del día, ya hemos utilizado una buena parte de la energía y sentiremos la necesidad de descansar, lo cual le permitirá a nuestra batería recargarse de nuevo. Si no hemos dormido bien, la batería no podrá estar tan bien recargada, y por lo tanto, nos sentiremos cansados.

También podemos pensar en términos de desgaste y recuperación de energía. Si gastamos más energía de la acostumbrada, pero luego la compensamos con más descanso, reequilibraremos este desgaste.

Comprender estos procesos será imperativo para nuestra salud, ya que los excesos y las faltas son los que desestabilizan nuestra homeostasis. Nuestros síntomas son, con frecuencia, soluciones biológicas para restaurar el equilibrio.

Recordemos bien lo siguiente: el hecho de habernos despertado un poco más tarde por la mañana o bien hacer una siesta por la tarde cuando se sienta la necesidad, no tiene nada que ver con la pereza. Es respetar su biorritmo, una prueba de salud, mientras que ignorar las necesidades de descanso del cuerpo, es preparar el terreno a la enfermedad.

Los síntomas o las soluciones biológicas

A veces ocurre que el miedo a un fracaso o el miedo a perder nuestro empleo, casa o empresa, activa nuestra voluntad de aprobar o aceptar un reto.

Esta voluntad nos mantiene en un estado de estrés casi permanente donde pensamos sin cesar, y comemos y dormimos poco. Este estado de sincopaticolítica casi permanente, conlleva al riesgo de afectar nuestro corazón, arterias, e indirectamente, otros órganos de nuestro cuerpo.

Si no encontramos el medio de bajar ese ritmo desenfrenado, nuestro ordenador (el cerebro) intervendrá con una solución biológica continua, la cual buscará fortalecer el regreso del organismo a parasimpaticotonía. De este modo, el cerebro provocará en nuestro cuerpo los síntomas de una gran fatiga, de una gripe o de un cuadro viral.

Si a pesar de esta reacción, al cuerpo no le damos el reposo requerido, entonces el cerebro va a ordenarle que se intensifiquen los síntomas que estemos sintiendo para obligarnos a parar. Este ejemplo explica el por qué en un momento dado pudiéramos vernos obligados a permanecer en cama por una gripe.

En algunas ocasiones algunas personas se obligan a alcanzar resultados o a lograr una hazaña, manteniéndose en un estado de estrés continuo durante un largo período. El cuerpo puede verse afectado y puede requerir un mayor lapso de tiempo para recuperarse de lo que ese estado de estrés le ha provocado.

Si una persona que se encuentra en una situación similar no se detiene cuando su organismo le pide una pausa, el cerebro podrá intervenir por la vía de la acetilcolina con el fin de mantener su organismo en parasincopaticonía. Esta persona dirá: «No sé que tengo, no tengo energía, me siento agotada con el menor esfuerzo». Al consultar al médico, su diagnóstico pudiera ser agotamiento profesional o una depresión nerviosa, acompañada de una receta de antidepresivos.

En el caso de los estudiantes o de los padres jóvenes que se resisten a la necesidad de detenerse pese a los síntomas de un gran cansancio, el cerebro optará por una u otra solución de supervivencia, una mononucleosis, por ejemplo. El tiempo en el que cesan las actividades hará que la persona afectada reconsidere sus prioridades, le encuentre una solución a la situación de desgaste en la que se encontraba, y al mismo tiempo le permitirá a su cuerpo recuperarse. Mientras mayor sea la resistencia por parte del enfermo a guardar el reposo necesario, mayor será el tiempo que requerirá para recuperarse.

¿La gripe, el agotamiento profesional y la mononucleosis son enfermedades o soluciones biológicas de supervivencia? Esto pudiera llevarnos a re-
considerar aquello que considerábamos como enfermedad.

RECONOCER LAS FASES DE NUESTRO BIORRITMO

El sistema simpático y la fase simpaticotónica

El sistema simpático predomina cuando:

* Estamos bien despiertos.
* Estamos alerta y somos capaces de mantener una buena atención
  con todo lo que hacemos.
* Nos sentimos en forma, dinámicos y llenos de energía.
* Nos podemos entregar a actividades físicas e intelectuales (trabajo,
  estudio, deporte, etc.)
* Estamos ante la capacidad de afrontar las diferentes situaciones que
  encontramos en el transcurso de la jornada.
* Estamos determinados a alcanzar un objetivo; nos abocamos a la
  acción.

Cualquier hecho que perturbe nuestra tranquilidad, causado por cosas psí-
quicas o emocionales, preocupaciones, inquietudes o miedos, tendrá como
efecto ampliar la acción del sistema simpático (simpaticotonía). Según su
duración o intensidad, esta fase hará que se produzca una simple desestabilización o una perturbación importante de nuestro organismo, la cual se
manifestará con síntomas, con una enfermedad o con la muerte.

Veamos a continuación los principales síntomas asociados a la fase de
simpaticonía:

* Dificultad de conciliar el sueño, hasta el punto de llegar al insomnio.
* Disminución o pérdida del apetito.

- Pérdida de peso.
- Desecamiento de la boca y de los ojos.
- Nerviosismo.
- Hiperactividad.
- Aumento de la presión arterial (hipertensión).
- Aumento del ritmo cardíaco (taquicardia).
- Disminución del peristaltismo intestinal, creando dificultades de eliminación.
- Activación de la transpiración además del aumento de la temperatura.
- Relajación de la vejiga que puede causar enuresis en los niños e incontinencia en los adultos.
- Liberación más importante de glucosa por el hígado, dando lugar a una hiperglucemia y diabetes.
- Temblores.

Sistema parasimpático y fase parasimpaticotónica

El sistema parasimpático es predominante cuando:

- Sentimos la necesidad de ir a dormir.
- Tenemos dificultad para concentrarnos.
- Adormecimiento.
- Cuando estamos cansados, las lágrimas caen sin que estemos tristes.
- Cuando descansamos, la saliva nos cae por las comisuras de los labios.
- Nos sentimos relajados y en confianza.
- Digerimos y evacuamos bien.
- Conciliamos el sueño con facilidad.
- Nos recuperamos y nos curamos rápidamente.

Cuanto más importante haya sido la fase de simpaticotónica, adicional a la parasinpaticotónica, la ampliación del parasimpático se acentuará, por ejemplo, luego de una intervención quirúrgica, un tratamiento de quimiote-rapia, un infarto o cualquier traumatismo importante.

A continuación veamos los principales síntomas asociados a la fase para-simpaticotónica:

- Un gran cansancio o cansancio crónico.
- Hiperinsomnio (dormiríamos todo el tiempo).
- Falta de energía (todo requiere un esfuerzo).
- Aumento de la sensibilidad y de la vulnerabilidad (lloramos con fa-cilidad).
- Hiperemotividad; desánimo.
- Sentir frío.
- Aumento del apetito (se tiene mucha hambre), lo que pudiera con-llevarnos a un aumento de peso.
- Aumento de las secreciones salivales.
- Disminución del ritmo cardíaco (bradicardia).
- Hipotensión/ tensión baja.
- Contracción de los bronquios, provocando sofoques y en ocasiones asma.
- Contracción de los músculos de la vejiga.
- Mareos.
- Desvanecimiento (si el choque fue intenso).

Veamos un ejemplo. Una persona tuvo una intervención quirúrgica. Eso fue un choque para su cuerpo (simpaticotónico), que será compensado por una ampliación de la fase parasimpaticotónica con el fin de proceder a la repara-ción de los tejidos afectados durante la cirugía.

Cuanto mayor haya sido la perturbación, mayores serán los síntomas asociados a la fase de recuperación. El paciente podrá sentir la necesidad de dormir de quince a diecisiete horas al día para recuperarse. El no respetar esa necesidad de descanso iría en contra del proceso de curación.

Esta fase de ampliación de la parasimpaticotonía ejercerá una acción en los músculos de su vejiga y hará que se contraigan con el fin de permitir que esta persona descanse sin que tenga necesidad de levantarse para ir a orinar. En muchos hospitales a los pacientes operados se les coloca un catéter en la vejiga, sólo cuando la fase parasincotómica es muy intensa y cuando es propensa a un sondaje vesical. Pero nuestro médico, que se muestra preventivo, interviene con frecuencia antes de que se produzca un problema.

Esta fase se caracteriza igualmente por un aumento de la sensibilidad, lo que explica que los pacientes lloren con facilidad luego de una intervención quirúrgica o luego de un parto largo y agotador. Las lágrimas permiten liberar la tensión acumulada en el cerebro. Cuanto más intensa sea esta fase de recuperación, mayor será la tendencia de una persona a llorar con facilidad.

Con mucha frecuencia se suele confundir este síntoma con decaimiento o depresión. Mi hija nació por cesárea de noche, ya tarde. Al día siguiente, las lágrimas corrían por mis mejillas. Una enfermera me dijo: «¿Qué le ocurre? No debería ponerse de esa manera, usted acaba de tener una hermosa niña, ¡más bien debería sentirse feliz!». Más tarde me dio unos antidepresivos.

Yo no estaba triste, yo estaba agotada luego de la intervención quirúrgica y por las contracciones uterinas provocadas por un medicamento que me dieron que me había mantenido despierta una buena parte de la noche, a la vez que me resultaba doloroso.

Lo que conocemos como *Baby blues* o depresión post parto, es con frecuencia la consecuencia de la amplificación de la acción del parasimpático que nos hace llorar aumentando nuestras secreciones lacrimales. Si una mujer que viene de dar a luz debe ocuparse de la casa y de su recién nacido que la mantiene despierta, su cuerpo podrá intensificar esta fase, la cual pudiera confundirse con una depresión.

Es importante saber que la fase de parasimpaticonía se amplía cuando estamos completamente en reposo. Cuando esta fase es demasiado intensa, nos podemos levantar, mover, rociamos el cuerpo con agua fresca, evitar toda fuente de calor y, si no es suficiente, tomar un medicamento a base de cortisona (preferiblemente natural).

Muchas personas consultan al médico cuando su organismo está recuperándose y curándose. Pero como ellas no conocen los síntomas asociados con la fase de recuperación de su organismo, piensan que están muy enfermas, e incluso piensan que van a morir.

La toma de medicamentos puede mostrarse útil, ya que disminuye los síntomas asociados con esta fase de recuperación, pero también puede ser inútil e incluso dañina. El cuerpo principalmente tiene necesidad de descansar para proceder a la reparación de los daños sufrido durante el periodo de estrés.

Veamos un ejemplo. Émily acude a mi consulta debido a una falta de energía. Todo lo que hace requiere un esfuerzo. Se siente sofocada por el simple hecho de subir las escaleras. Ha aumentado de peso y no se siente bien con esos kilos de más. Me dice: «Me gustaría tener de nuevo la energía que tenía antes de estar enferma». No tiene sino 37 años y cree que su malestar se debe a un problema cardíaco.

Émily ha pasado por un gran estado de estrés durante casi todo un año al evitar la quiebra de su empresa. Luego de haber encontrado un comprador y de realizar la venta de su negocio, ella y su marido se dieron unas merecidas vacaciones.

Horas más tarde, tras instalarse en el hotel, la joven mujer sintió fuertes palpitaciones en su corazón con dolores intensos en la caja torácica. Su marido llamó a un médico que le administró un calmante y los dolores se atenuaron. Émily había tenido un infarto en el miocardio, comúnmente conocido como crisis cardiaca. Afortunadamente esta crisis no fue fulminante.

Luego de este hecho, Émily se dio cuenta que ya no tenía resistencia. Su corazón se aceleraba con el menor esfuerzo y toda actividad física la dejaba exhausta, obligándose a descansar.

El estrés ligado con la pérdida de su empresa había sido importante y había perdurado por mucho tiempo. El relajamiento repentino de ese estrés había dado lugar a una fase de recuperación (parasimpaticotónica) en la que su cuerpo tenía necesidad de proceder a la reparación de los tejidos de su corazón. Sin conocimiento de esta situación, ella estaba combatiendo con este estado, en lugar de curarlo.

Como no combatía la enfermedad, esta se prolongaba.

¿Es posible reparar un coche en movimiento? Pues no. Es necesario que el vehículo se encuentre detenido para que el mecánico pueda hacerle las reparaciones necesarias. Lo mismo ocurre con nuestro cuerpo. Nuestros mecánicos internos necesitan que estemos en un estado de reposo (físico y mental para proceder a la reparación de los tejidos).

Cualquier temor, estado de shock, preocupación o cualquier tratamiento doloroso o agresivo nos pone en simpaticonía. ¿Cómo no sorprenderse al enterarse de que una persona ha fallecido luego de una larga lucha? Su cuerpo quería recuperarse, pero todos los tratamientos suministrados la colocaban continuamente en simpaticonía. Cuando la fase parasimpaticotónica llega al máximo de intensidad, la parálisis se apodera del cuerpo, y por lo tanto, termina con la muerte.

CÓMO NACE LA ENFERMEDAD Y CÓMO EVOLUCIONA

Lo que conocemos como «enfermedad» comprende dos fases: la fase de perturbación (simpaticonía) y la fase de reparación (parasimpaticonía).

¿Por qué la enfermedad no sólo se consagra con la primera? La perturbación de nuestro organismo se produce en la fase activa (la fase de simpaticonía), pero los síntomas de esta perturbación se sienten en la segunda fase (recuperación o fase parasimpaticotónica). Esta última, que busca la curación o el retorno a la normalidad, es más dolorosa que la fase activa por sí misma.

Veamos el siguiente ejemplo. Vamos hacer esquí. Tenemos los pies congelados. Nuestros amigos insisten en que los acompañemos en una última bajada. Nosotros aceptamos.

Al regresar, nos quitamos las botas. Sentimos entonces una sensación de hormigueo en los pies que nos pican, nos carcomen, nos queman. Esa sensación puede hace mucho daño.

Hemos producido en nuestros pies un choque térmico. Esta hipotermia pertenece a la primera fase. La segunda consiste en activar la circulación sanguínea en nuestros pies para darles calor.

Supongamos que tomamos un medicamento que tiene como efecto reducir nuestra presión sanguínea. Este puede disminuir los síntomas (picor, quemadura, etc.), pero nuestros pies necesitarán de un poco más de tiempo para encontrar su calor. Ahora, si es imperativo darles de nuevo calor antes de que las células mueran de frío, este medicamento que frena la circulación sanguínea pudiera, por lo tanto, ser muy dañino.

Los medicamentos son útiles cuando una de las fases es demasiado intensa. Una gran mayoría, entre ellos los corticoides y los antibióticos, se utilizan para reducir la fase de recuperación o parasimpaticónica.

Cuando un tejido sufre una agresión —una fuerte emoción, una intervención quirúrgica, una sesión de radioterapia o de quimioterapia, una insolación repentina, una quemadura o una colisión con un objeto— el cerebro necesariamente va a intervenir para proceder a la reparación de los tejidos afectados. Para ello, hará una llamada a las células especializadas: los mastocitos. Ellas van a liberar una sustancia llamada histamina que tiene como efecto activar la circulación sanguínea en las partes del cuerpo afectadas, produciendo un aumento de **calor** y un **enrojecimiento** en la piel, donde esta actividad se intensifica.

Luego, los vasos capilares sobrecargados por este excedente sanguíneo, a su vez, van a dejar escapar un excedente de líquido (la linfa intestinal) que se infiltrará en los tejidos, produciendo una hinchazón que dará lugar a un edema, a un derrame o a un tumor, de acuerdo al tejido afectado. Esta activación de la circulación sanguínea puede, asimismo, originar una irritación, motivada por la estimulación de las terminaciones nerviosas locales que pueden confundirse con una alergia, la cual será aliviada con antiisquémicos.

En algunos casos, este proceso de recuperación será muy doloroso, sobre todo cuando se trata de un tejido óseo.

Todos estos síntomas —aumento de temperatura, calor, enrojecimientos, edemas, estimulación de las terminaciones nerviosas—, que amplían la sensibilidad de crear picores o irritaciones, constituyen lo que conocemos como **inflamación**.

La inflamación está acompañada, asimismo, de una acumulación de leucocitos (facilitados por la liberación de la prostaglandina) que contribuye al saneamiento y a la restauración de los tejidos dañados. Las enfermedades terminadas en —*itis* (otitis, laringitis, vaginitis, colitis, etc.)— son inflamaciones.

Las quemaduras relacionadas/vinculadas con la inflación, corresponden a la actividad intensa (aumento de la circulación sanguínea o de la actividad bacteriana y viral) en los tejidos para proceder con su reparación.

Las personas que reciben tratamientos de quimioterapia con frecuencia se quejan de las quemaduras intensas en sus cuerpos. Se trata de la respuesta ampliada de la fase parasimpaticotónica, la cual toma el relevo, luego de la perturbación de los tejidos sufridos en su organismo con ese tratamiento.

Muchos pacientes confunden esta fase con una infección y se angustian. La presencia de leucocitos no forma parte de una infección. Su aumento busca limpiar los tejidos de las células destruidas durante ese tratamiento.

La inflamación forma parte de la fase de recuperación (parasimpaticotónico) después de la perturbación que ha sufrido un tejido en fase activa (simpaticotónico). Cuando los dolores ligados a este proceso inflamatorio son muy intensos, el médico prescribe antiinflamatorios. Existen dos tipos:

Los esteroides: Se encuentran los glucocorticosteroides de síntesis, mejor conocidos con el nombre de cortisonas, que tienen una acción inmunosupresora en las defensas inmunitarias. Dicha acción disminuirá la liberación de histaminas, provocando un aumento de la circulación sanguínea con efectos desagradables, en aras de reparar el tejido.

Los no esteroides: El ácido acetilsalicílico, por ejemplo, mejor conocido con el nombre de aspirina, va a tener como acción disminuir la producción de prostaglandina, favoreciendo la movilidad de los glóbulos blancos en el proceso de reparación del tejido afectado. Al principio, el ácido acetilsalicílico en estado natural era extraído de algunas plantas, específicamente de la corteza de sauce. En la actualidad es sintetizado químicamente a partir de fenol C_6H_5OH.

Es bueno saber que existen plantas que tienen una acción antiinflamatoria natural sin ningún tipo de contraindicación. El aloe es uno de ellas. Es una variedad de cactus muy fácil de tener en casa, incluso en apartamentos pequeños. El líquido de una de sus pencas fresca cortada, produce resultados fabulosos en poco tiempo.

Los medicamentos remplazaron los remedios que la naturaleza nos ofrece. Tienen la propiedad de aliviar, disminuir o eliminar los síntomas, pero ellos no están exentos de efectos secundarios que puedan originar otros síntomas o patologías.

Los remedios, por su parte, son naturales y pocas veces producen efectos secundarios. Su única finalidad es curar nuestro cuerpo.

La disminución de los síntomas no significa necesariamente que estamos curados. En algunas ocasiones la disminución puede dar paso a la curación, pero algunas veces no es suficiente.

Veamos un ejemplo. Una mujer joven sufría de un eczema en las manos desde hacía diez años. La crema con cortisona que le habían prescrito sólo lograba aliviarla. Al no encontrar una solución para esta afección cutánea tenaz, emprendió un trabajo terapéutico en metamedicina para entender la causa.

A esta mujer no le gustaban las tareas domésticas y pensaba que ser una buena madre significaba estar presente con sus hijos. Se impuso un empleo a media jornada como ayudante doméstica en la casa de un vecino, de modo que pudiera estar presente cuando sus hijos regresaran de la escuela. Cada vez que le tocaba ocuparse de las tareas domésticas entraba en simpaticotonía. Su cuerpo reaccionaba para evitar esta desestabilización, con síntomas del eczema. La crema de cortisona reducía el trabajo de recuperación de su cuerpo aliviándole los síntomas desagradables, pero esto intensificaba su problema de eczema.

Para curarse, tenía que terminar con la desestabilización en la que vivía a causa de ese trabajo que ella misma se impuso. Para lograrlo, en primer lugar tenía que tomar conciencia y transformar su creencia con respecto al significado de ser una buena madre. Dejó el empleo y escogió una actividad que le gustaba. Se curó de su eczema completamente en las semanas sucesivas.

De allí nace la importancia de que al tomar conciencia de lo que crea en nosotros una desestabilización pudiera tener solución, y que no sólo hay que limitarse al cese de los síntomas[2].

---

2. Mi libro *Guérir en comprenant de nos malaises et de nos maladies. Le grand dictionnaire de la*

¿Fase activa o fase de recuperación?

Nos encontramos en la fase activa cada vez que vivimos una desestabilización, una perturbación o un shock (psíquico o emocional).

Luego de la desestabilización, nuestro cuerpo nos coloca automáticamente en fase de recuperación. Pero si las emociones o los tratamientos nos colocan en fase activa, se producirá una intensificación de los síntomas y simplemente no nos curaremos.

Veamos este ejemplo. Me duele la garganta. Tuve un momento de mucha rabia y me desahogué. A partir de ese momento me sentí liberada. El dolor de garganta corresponde a la fase de recuperación. Como ya no estoy molesta, ese dolor va a evolucionar hacia su etapa de curación.

Tomemos el mismo ejemplo, pero esta vez con una evolución diferente. Estoy muy enfadada con uno de mis compañeros de trabajo. Decidí no hablarle más. El conflicto no se ha resuelto. Por ello, pudiera desarrollar una amigdalitis de manera repetida, o desarrollar un nódulo en las cuerdas vocales.

Fase parasimpaticónica y curación

No hay que confundir la fase de recuperación con la de curación, incluso si esta fase busca regresar a la normalidad. La fase de recuperación puede evolucionar hasta la curación, pero igualmente puede evolucionar hacia una fase latente, una agravación de la enfermedad o hacia la muerte.

Evolución hacia la curación

Para que se produzca la curación, es necesario que los tejidos afectados se recuperen o que resuelvan todo aquello que nos había perturbado. Por ejemplo:

---

métamédecine est un outil merveilleux pour aider le lecteur à cerner la cause des symptômes et de ses affections, es una herramienta maravillosa para ayudar a los lectores a delimitar la causa de sus síntomas y de sus patologías.

- Fase de inflamación normal en el momento de la reparación de los tejidos.
- Eliminación de un agente tóxico (medicamento, droga, radiación, etc.) que desestabilizaba nuestro organismo.
- Liberación de lo que nos producía estrés.
- Transformación de un sentimiento que generaba en nosotros emociones.
- Modificación de una situación que nos perturbaba.
- Cambio del ambiente que nos era desfavorable.
- Intervención con miras a reparar un órgano o a mejorar su funcionamiento.

La curación se produce cuando la desestabilización llega a su fin y cuando el cuerpo pudo reparar el tejido afectado.

Evolución hacia una fase latente

La supresión de los síntomas pudiera hacer creer que nos estamos curando. Sin embargo, si el factor de estrés (la causa) no ha sido reconocido ni eliminado, en el momento en que la persona se vea de nuevo confrontada a una situación similar que la había perturbado o desestabilizado, entrará de nuevo en la fase activa (simpaticonía).

De esta manera se puede estar un largo período sin manifestar ningún síntoma, pero años o meses más tarde, los mismo síntomas pueden aparecer, y en algunas ocasiones, con mayor intensidad.

Hablemos ahora de recidiva.

Cuando agrava la enfermedad

Como lo hemos visto, durante el transcurso de la fase de recuperación, el organismo se encuentra bajo la inervación del parasimpático. Esto significa que las funciones de los órganos principales se encuentran en reposo o están más lentos.

A lo largo de esta fase, el descanso es esencial para la curación. Si esta necesidad de descanso no se satisface, el organismo no puede proceder adecuadamente a la restauración del órgano afectado, y puede resultar agravar la enfermedad.

La enfermedad, igualmente, puede agravarse por nuevos factores de estrés, tales como tratamientos extenuantes, medicamentos agresivos, pronósticos sombríos, un conflicto con un cuerpo extraño durante esta fase, etc.

Cualquier nuevo factor de estrés coloca al organismo en fase activa o en simpaticonía.

Evolución hacia la muerte

La muerte se produce cuando:

- El factor de estrés o shock ha sido muy brutal.
- La fase de recuperación es demasiado intensa. Cuanto más importante haya sido la onda del shock (simpaticotónico), más intenso será el regreso de la onda de shock (parasimpaticónico).
- El organismo ya no puede soportar nuevos estados de shock (nuevos miedos, nuevos conflictos, tratamientos agresivos, exhaustivos o un pronóstico alarmante) que lo mantiene continuamente en fase activa.
- El cuerpo y la mente están completamente exhaustos. La persona puede pensar: «Es suficiente, no puedo más, no puedo luchar más, ya he sufrido lo suficiente…».
- El organismo está invadido por mutantes[3] que desorganizan las células de los órganos vitales (pulmones, hígado, corazón, cerebro).

---

3. Los mutantes se explicarán en el capítulo 3.

RECORDEMOS LOS PUNTOS SIGUIENTES:

> La enfermedad no es un enemigo que hay que combatir por cualquier medio. Se trata con frecuencia de nuestra dificultad de adaptarnos a lo que nos perturba o desestabiliza.

> La enfermedad es un proceso que siempre comprende dos fases: La primera es activa y dirigida por el sistema simpático. Es la fase del estrés (preocupaciones, angustias, conflictos, shocks). La segunda, llámese recuperación, se rige por el sistema parasimpático. Es la fase de descanso, de recuperación (necesidad de dormir, de descansar, de cesar, de liberar tensiones).

> La fase activa permite movilizar todas las fuerzas del organismo para enfrentar al factor agresor, defenderse o lograr su objetivo. La fase de recuperación busca el retorno a la normalidad.

> Para garantizar una verdadera curación, se debe cooperar con la fase de recuperación dándole a su cuerpo el reposo necesario. De igual manera, también es importante darle movilidad para hacer que la linfa de nuestro cuerpo, la cual participa en el proceso de curación, pueda circular.

> Si estamos en cama, podemos hacer movimientos con las partes del cuerpo que no estén afectadas. Si nos podemos levantar, es bueno caminar (sin hacer mucho esfuerzo).

> La hidroterapia es muy curativa, ya que permite el movimiento sin esfuerzo. Además, aumenta la circulación sanguínea conservando el cuerpo en un medio fresco, limitando el proceso inflamatorio.

> También es importante beber regularmente pequeñas cantidades de agua fresca para alimentar la linfa.

> Cuando hay inflamación o edema, se debe evitar toda fuente de calor (sol, baños calientes, alcohol, sauna). El frío tiene como acción reducir la fase parasimpaticotónica muy intensa. Se pueden aplicar compresas de agua fría, hielo, tomar un baño que nos refresque gradualmente, entrar en una piscina, etc.

Capítulo 2

Conocer mi sistema de defensa

En nuestro cuerpo, el sistema linfático es el ejército,
los ganglios linfáticos son las defensas,
los glóbulos blancos son los soldados
y los anticuerpos son la munición.

EL SISTEMA LINFÁTICO

El sistema linfático es un circuito bastante complejo que comprende:

- Una red con sentido único de vasos linfáticos en los cuales circulan la linfa y los glóbulos blancos.
- Órganos que sirven para filtrar la linfa donde se almacenan grandes cantidades de glóbulos blancos. Estos son los ganglios linfáticos, el bazo, el timo, el círculo linfoide de Waldeyer, las amígdalas faríngeas, laríngeas, linguales y palatinas, así como el tejido linfoide asociado a las mucosas.
- Los glóbulos blancos (leucocitos) que se fabrican en la médula ósea y que participan en la defensa del organismo.
- La linfa, que es un líquido intersticial, traslúcido, parecido a la sangre, desprovisto de glóbulos rojos.

Contrariamente a la circulación sanguínea, que se produce gracias a una bomba (el corazón), la circulación linfática está garantizada por los movimientos de nuestro cuerpo. El ejercicio permite una mejor circulación de la linfa y, en consecuencia, una acción más eficaz del sistema linfático. Los roles del sistema linfático son:

- **La nutrición**. Al igual que las redes sanguíneas, los vasos linfáticos se ramifican en todos los tejidos del cuerpo donde se producen los intercambios. Ellos aportan a los tejidos los nutrientes que la sangre no pudo proporcionar, y a la sangre las grasas absorbidas a nivel del intestino delgado.
- **La limpieza**: En estos intercambios de tejidos, la linfa se encarga de los desechos celulares que se eliminarán en los ganglios linfáticos. Por ejemplo, las equimosis (azules) y los hematomas se eliminan por los macrófagos que transporta la linfa.
- **El equilibrio osmótico**: La linfa drena los excesos de líquidos que se encuentran en los tejidos. Una falta de circulación de la linfa puede traducirse en un edema o en la antiestética celulitis. Las personas que trabajan largas horas sentadas son más propensas a desarrollar celulitis o a tener el vientre abultado debido a la inmovilización de la linfa en su abdomen (la reserva de la linfa) y en sus piernas. Caminar, correr, saltar y nadar favorecen esta circulación.
- **La defensa**: La linfa transporta en todo el organismo células de defensa (anticuerpos, macrófagos, etc.) que permiten la activación de una respuesta inmunitaria específica.
- **La cicatrización**: La primera etapa de la cicatrización hace que intervengan las plaquetas que se adhieren a los vasos lesionados y los obstruyen incorporándose entre ellos. En una segunda etapa, la linfa aporta numerosos productos activos (enzimas, diversas proteínas, histaminas, fibrinas) en el tejido lesionado. Y por último, los glóbulos blancos (linfocitos y macrófagos) participan en la eliminación de las células muertas, permitiendo así la proliferación de nuevas células que van a constituir el nuevo tejido.

Los ganglios linfáticos

Los ganglios linfáticos son estaciones de drenaje donde convergen diversos vasos linfáticos. Su rol consiste en garantizar la filtración natural de los líquidos del organismo. Para este fin, ellos liberan la linfa y los linfocitos de partículas extrañas, de restos celulares y de microorganismos (virus, bacterias, etc.), absorbidos durante la circulación linfática. Estas partículas más tarde son destruidas por los macrófagos que los fagocitan (comen).

En caso de infección, o cuando se produce una gran destrucción celular en el organismo, los ganglios linfáticos se inflan a fin de albergar una mayor cantidad de linfocitos y de macrófagos que van a retener los gérmenes o los restos celulares para fagocitarlos.

Los ganglios linfáticos también son responsables del almacenaje de las células que participan en la inmunidad.

De manera gráfica, pudiéramos decir que los ganglios linfáticos son puestos de control que tienen como función **detener y destruir al enemigo** (los virus y las bacterias) y de **limpiar el terreno** tras un ataque (recolección de restos celulares e intervención de macrófagos). Cuando el combate es intenso, se deben aumentar las tropas. Por esta razón **los ganglios se inflan** en el **cuello**, la **axila** o la **ingle**, o en las tres zonas. Es lo que se conoce como adenopatía.

El bazo es un órgano linfoide delicado (envuelto en una cápsula), lo que explica la frecuencia de las rupturas traumáticas. Su rol consiste en liberar la sangre de los glóbulos rojos utilizados, las plaquetas deterioradas, y eliminar los leucocitos viejos en la linfa.

¿Enemigo real o imaginario?

El enemigo es real en el caso de una infección (viral, bacteriana o parasitaria), de una enfermedad autoinmune o de un tratamiento de quimioterapia, que da lugar a una destrucción masiva de las células por substancias citotóxicas. El aumento de los restos celulares obliga hacer un llamado a un mayor número de macrófagos, lo que sobrecarga las estaciones de filtrado, conllevando a una inflamación del o de los ganglios linfáticos sobre-cargados.

Si se retira la estación de depuración (el ganglio), ¿a dónde irían los restos? Cuando a una mujer que padece de un cáncer de pecho se le retiran los ganglios de las axilas, y mantiene un tratamiento de quimioterapia, los restos que no pueden eliminarse por las estaciones axilares se acumulan en su brazo, el cual aumenta de volumen. ¿No sería más inteligente buscarle una solución al conflicto?

El enemigo también puede ser imaginario. Por ejemplo, se le dice a una persona que padece cáncer: «Usted tiene un enemigo en su cuerpo, tendrá que combatirlo para eliminarlo». El simple hecho de pensar que debe luchar puede acarrear un aumento del número de ganglios, puesto que el sistema linfático es el sistema de defensa. Cuando este cree que debe luchar, aumenta las tropas para prepararse al combate.

Una de las participantes en mis seminarios me contaba que había padecido cáncer de pecho, pero que sus ganglios axilares nunca se le habían inflado. Ella me confesó: «Cuando el doctor me dijo que tenía que batallar, yo le respondí que ¡yo no comenzaría ningún combate!». Ella no se sometió a quimioterapia. Para ella, ese cáncer no era un enemigo, más bien le hacía comprender algo más importante. Ella buscó la razón, la comprendió y curó completamente.

La mayoría de los tumores cancerígenos se producen en una fase de recuperación[1]. Cuando estos tumores ya no tienen razón de ser, el cuerpo los elimina de manera natural, llamando a los gérmenes autógenos (bacterias y virus producidos por nuestro propio cuerpo) para disgregarlos, mientras que los macrófagos se encargan de eliminar los restos celulares producidos. Este proceso, que se produce de manera natural y gradual, no acarrea sobrecarga de las centrales de filtraciones, contrario a los tratamientos de quimioterapia o de radioterapia que provocan una destrucción celular masiva que sobrecarga los ganglios linfáticos, lo que puede, igualmente, explicar su hinchamiento.

---

1. Este tema será tratado en el próximo capítulo.

Mientras tengamos la idea de que tenemos que luchar para curarnos, para hacernos respetar, para entender o conservar lo que estimamos —y que nos corresponde— nuestro sistema linfático será requerido, y en consecuencia, podríamos dar pie a una adenopatía, a un linfoma o a un cáncer del sistema linfático. Para curarnos, será importante hallar si tenemos la disposición de querer batallar contra tal situación o tal persona, y en fin, cómo ponerle punto y final a ese combate para encontrar la paz y la quietud en nosotros y en nuestro medio.

LOS DEFENSORES

Los glóbulos blancos o leucocitos son los defensores del organismo. Existen tres grandes clases: los granulocitos, los linfocitos y los monocitos.

Los granulocitos

Se dividen en tres tipos: los neutrófilos, eosinófilos y los basófilos.

Los **neutrófilos**, presentes entre un 40 y un 75%, intervienen cuando se produce una infección o un trabajo de transformación de la materia por las bacterias. Su actividad y su destrucción producen lo que conocemos como pus.

Los **eosinófilos** son poco frecuentes en la sangre (1%). Su número aumenta principalmente en los tejidos durante las reacciones alérgicas, medicamentosas o parasitarias con el fin de fagocitar las partículas extrañas.

Los **basófilos** liberan histaminas durante una respuesta a una alergia o a un proceso inflamatorio. La histamina activa la circulación sanguínea en un tejido para proceder con su recuperación.

Los linfocitos

Existen tres tipos: B, T y NK

Los linfocitos B tienen como función fabricar las inmunoglobulinas o anticuerpos. Ellos comprenden:

- **Las células B**: Son los linfocitos que nunca han encontrado antígenos.

- **Los plasmocitos**: Circulan en el plasma y la linfa y segregan anticuerpos específicos a los antígenos capsulares de los microorganismos extraños (bacterias, virus). Estos anticuerpos se fijan en los antígenos de estos últimos para impedirles actuar, con el fin de que se conviertan en presas fáciles para los macrófagos que luego los van a fagocitar.

- **Los linfocitos B de memoria**: Son las células B que se han formado específicamente para participar a la respuesta inmunitaria primaria. Como tienen la capacidad de vivir por mucho tiempo, estas células pueden reaccionar rápidamente durante una segunda exposición al germen que presenta este antígeno específico.

Los linfocitos T o timocitos son una categoría de linfocitos que desempeñan un rol en la respuesta inmunitaria secundaria. T es la abreviación de timo, órgano glandular en el que se termina su desarrollo. Ellos son responsables de la inmunidad celular.

- **Los linfocitos T citotóxicos** destruyen las células infectadas. Se les observa particularmente después de tratamientos de quimioterapia, dado que estos últimos utilizan sustancias citotóxicas (veneno para las células) que van a infectar las células. Ello puede hacernos comprender el aumento de la actividad del timo en estos tratamientos, mientras que resulta ineficaz en un adulto que no está en contacto con sustancias tóxicas.

- **Los linfocitos T auxiliares** regulan otras funciones linfocitarias o ayudan a su realización. Se encuentran particularmente implicadas en el VIH (sida).

- **Los linfocitos T supresores** son reguladores de la inmunidad que luchan contra las reacciones autoinmunes.

Los linfocitos NK forman parte del sistema inmunitario innato capaz de reconocer las células infectadas por los virus heterogéneos[2]. Están equipados por glándulas secretoras capaces de destruir las células objetivo.

Los monocitos

En la circulación sanguínea, los monocitos comparten su función de basurero (fagocitaria) con los neutrófilos. No obstante tienen una esperanza de vida superior a estos últimos.

Los macrófagos son monocitos que migraron fuera de la circulación sanguínea y que se encuentran en cantidades en la linfa y en los órganos linfoides, entre ellos, los ganglios linfáticos. Son ellos los que despejan la linfa de los restos celulares y de los cuerpos extraños.

LOS ENEMIGOS

Hace más de 150 años los científicos especularon en cuanto al origen y la naturaleza de la materia viva. Ellos se preguntaron sobre los fenómenos que provocaban la fermentación de los vinos, de la leche y la putrefacción de las carnes.

Pasteur había observado a través del microscopio microorganismos de los que ignoraba su procedencia. Pasteur deducía que la modificación de los medios orgánicos (fermentación, putrefacción) provenían de los gérmenes que flotaban en el aire. Luego, realizó una serie de experimentos con el objetivo de demostrar la importancia de la esterilización de los medios.

Otros científicos, entre ellos Claude Bernard y Antoine Béchamp, tenían una visión totalmente diferente y probablemente muy vanguardista para la época.

Claude Bernard (1813-1878) había orientado, desde el inicio de sus investigaciones, sus trabajos en el sentido de las mutaciones celulares, lo cual

---

2. Se trata de un virus extraño al organismo.

iba en contra de los trabajos de Pasteur. Desafortunadamente, no pudo defender su tesis.

«Conocí —escribió Claude Bernard— el dolor del científico, que por falta de medios materiales, no pudo realizar los experimentos que concibió, y se vio obligado a renunciar a ciertas investigaciones, o dejar sus hallazgos como un esbozo.»

Antoine Béchamp (1816-1908) retomó los trabajos de Claude Bernard y prosiguió sus investigaciones sobre el polimorfismo microbiano. Estas lo llevaron a concluir que en todos los tejidos vivos existen «granulaciones moleculares», es decir, elementos más pequeños que las células mismas, que en su época eran considerados como ¡la unidad más pequeña de la vida! El profesor Béchamp trabajó en esas regulaciones moleculares durante una década con el fin de demostrar que se trataba de la verdadera unidad de base de la vida y del verdadero vehículo de los caracteres genéticos.

Según Béchamp, eran esos elementos de base los que intervenían en la transformación de la materia. Su acción consistía en engendrar seres más complejos tales como los hongos, levaduras y virus, los cuales participaban entre ellos en la fermentación o en la putrefacción.

Las experiencias que prosiguió el profesor Béchamp le permitieron entrever que los famosos microbios patógenos no podían provenir del exterior sino que el organismo por sí mismo podía producir su aparición. Por lo tanto, el terreno o el medio donde se desarrollaban los gérmenes era más importante que el microbio mismo. Esto era lo que afirmaba Claude Bernard cuando explicaba el fenómeno mórbido puesto en luz por Hipócrates, es decir, ¿los gusanos que se encuentran en el cuerpo de un cadáver vienen del exterior? O ¿es la transformación de la materia del cadáver la que hace que aparezcan?

Béchamp descubrió que fuera de los gérmenes conocidos, existen en el aire, el agua, el sol, las plantas, así como en el organismo de los animales y de los seres humanos, corpúsculos que necesitan aumentar 600 veces al microscopio para ponerlos en evidencia. El investigador demostró que esos corpúsculos de materia considerados inertes eran, en efecto, partículas vivas dotadas de todas las facultades de microorganismos: ellas se alimentaban, excretaban, regeneraban y multiplicaban. Sin embargo, como esas partículas se encontraban entre la energía y la materia, poseían la facultad de transformarse en ciertas condiciones en hongos, bacterias, virus, parásitos o en nuevas células, e incluso, convertirse en partículas. Béchamp llamó a esas partículas **microzimas**. Tenemos millones en nuestro cuerpo y son específicas en cada grupo de células, tejidos y órganos.

Esas microzimas, según Béchamp, son al mismo tiempo constructores, obreros y material. Ellas participan en la elaboración del conjunto de células, tejidos y microorganismos. Sin embargo, están influenciadas por las condiciones del medio físico, químico, atmosférico o dinámico donde se encuentren. Son estas condiciones las que determinan su evolución.

En la actualidad, los más grandes investigadores, como el Profesor Luc Montaigner del instituto Pasteur, redescubrieron esos gránulos moleculares que ellos llamaron **micoplasmas**.

Diferencia fundamental entre la concepción de Pasteur y la concepción de Béchamp

La concepción de Pasteur, quien ampliamente influenció nuestra medicina clásica, sostiene que la enfermedad es causada por un agente único que viene del exterior de nuestro organismo y que agrede y amenaza a nuestra salud, y de allí la necesidad de protegernos con vacunas o destruirlas con antibióticos. Por ejemplo, según el enfoque de Pasteur, la tuberculosis es causada por el bacilo de Koch, con el cual la persona afectada estuvo en contacto[3].

La concepción de Béchamp es la del polimorfismo. Según este investigador, la unidad de base de toda vía orgánica es la microzima. La microzima posee su propio metabolismo. Posee la capacidad de fermentar y transformar ciertas sustancias, elaborar tejidos fibrosos, membranosos, etc. La microzima puede, asimismo, transformarse en levadura, en hongos, en bacterias, en mi-

---

3. Veremos más adelante que el bacilo de Koch desempeña un rol importante en la fase de recuperación de una infección pulmonar.

celas (como en el caso de bacilo de Koch) o en parásitos para efectuar ciertos trabajos particulares para luego convertirse en microzima.

Para Béchamp, el error de los «biólogos» de su época fue el estudiar la vida sobre tejidos anticipadamente fijados en formol, deshidratados en alcohol, desgrasados en tolueno, incluso en parafina para que pudieran ser cortados en rebanadas ultrafinas, para luego ser rehidratados y coloreados, con el fin de poder ser observables en el microscopio... Buscaba comprender la vida observando la «muerte».

La diferencia fundamental entre Pasteur y Béchamp es que el primero exhorta a intervenir en el germen. Según su apreciación, el microbio es el que produce la enfermedad. Al eliminar el microbio, se elimina la enfermedad.

Béchamp, en contraposición a Pasteur, exhorta a intervenir en el terreno (psíquico o psicológico). Para él, la enfermedad aparece cuando el organismo de un ser vivo se encuentra perturbado por un desequilibrio en su homeostasis. La enfermedad activa el microbio para transformar el terreno.

En otras palabras, el enfoque de Pasteur (defendido por nuestra medicina clásica) sostiene que si hay moscas en la basura (enfermedades), son las moscas las que han creado la basura, y que matando a las moscas se va a eliminar la basura.

Para entenderlo mejor se debe conocer el rol de los gérmenes que no es atacar sino transformar la materia.

El enfoque defendido por los seguidores de Pasteur, entre ellos nuestra medicina clásica actual, es la de la **protección**. Es lo que explica el acento colocado en las vacunas después de Pasteur: si se destruyen el agente causal, se supone que el terreno (el cuerpo) se restablece.

El enfoque de Béchamp corresponde a la ayuda del terreno: eliminando lo que perturba o desestabiliza el cuerpo (estrés, medicamentos, alimentos descompuestos, organismo genéticamente modificado (OGM), etc.), ayudaremos a colocar en orden sus propios mecanismos de autocuración.

En resumen, se puede decir que uno escoge proteger su territorio y defenderlo con todo un arsenal médico en caso de invasión, mientras que el otro prefiere negociar con su territorio para instaurar el bienestar y la armonía.

Yo fui formada en microbiología médica en la escuela pasteuriana. Nunca me hablaron de Béchamp, pero después de todas las investigaciones que he realizado durante más de treinta años con respecto a las causas de mis propias enfermedades, y las de mis participantes, no puedo adherirme al enfoque de este investigador.

Veamos este ejemplo: Hace un poco más de un año, mientras me encontraba escribiendo sobre las micosis, me vi afectada por una dermatitis, llamada comúnmente pie de atleta. Era la primera vez que padecía de ese malestar. En primera instancia, pensé que un insecto me había picado al caminar descalza en la hierba. Pero rápidamente me beneficié de las claves que utilizaba en metamedicina: los pies sirven para ir adelante; esta patología tocaba la piel, que representa nuestro contacto con lo que nos relacionamos los unos a los otros; esto afectó mi pie derecho, asociado con la relación de pareja para ese momento. Los hongos aparecieron sobre la materia muerta en descomposición. ¿Tenía la sensación de vivir un duelo en mi relación de pareja?

Era exactamente lo que sentía en ese momento. Mi compañero ya no vivía conmigo y me sentía mal el avanzar sin él. Así estaba mi terreno psíquico. Al intervenir en mi terreno (psíquico y físico), no tuve que tomar el tratamiento de tres semanas que me había prescrito el médico al que asistí. En menos de una semana, con la ayuda del aloe vera, el dedo gordo del pie se curó por completo. Si yo no hubiera remediado lo que había creado con esa desestabilización, los medicamentos y la planta me hubieran curado sólo temporalmente, puesto que mi terreno seguía perturbado.

No fueron los hongos los que crearon esta dermatitis: ellos fueron la consecuencia. ¿Nosotros diríamos que son los hongos que se encuentran sobre un árbol muerto los responsables de su muerte? Así pues, la medicina que se apoya en el enfoque de Pasteur pretende que las microbacterias (hongos) son la causa de la muerte de nuestras células.

La teoría de Béchamp es rechazada en beneficio de la teoría de Pasteur[4]

Pasteur era físico y químico. Había trabajado mucho en el tema de la fermentación. Había observado que los hongos, las bacterias, así como otros microorganismos infectaban de vez en cuando los barriles de las cervezas. Concluyó que ciertas enfermedades contagiosas podían provocarse por microorganismos. Por no ser médico, no quería avanzar en este terreno biológico.

Pero el ministerio de la agricultura le pidió realizar un estudio sobre la pebrina, enfermedad contagiosa del gusano de seda en la que la industria se veía amenazada.

Sin embargo, investigadores como Agostino Bassi, Émile Cornalia, Balbiani y Antoine Béchamp, ya habían descubierto el origen de esta enfermedad y el mecanismo para prevenirla. Pasteur no podía ignorar los trabajos de sus antecesores, puesto que había seguido a Béchamp en Estrasburgo entre 1849 y 1854. Sin embargo, se empeñó en ridiculizar las observaciones de estos investigadores. Luego de tantas tentativas y errores, redirigió la situación asumiendo las observaciones de lo que había desacreditado. Estos trabajos, retomados por Pasteur, obtuvieron el reconocimiento de excelencia.

El investigador se interesó luego en los trabajos de Casimir Davaine quien había descubierto la presencia de un bacilo, *Bacillus Anthracis*, en la enfermedad del carbunco. No obstante, fue con las investigaciones de Henri Toussaint que Pasteur centró la atención de la Academia de las ciencias y de los medios del mundo entero.

Henri Toussaint había anunciado en un comunicado a la Academia de Medicina en agosto de 1880 que había logrado vacunar a las ovejas contra la enfermedad del carbunco. Su técnica consistía en preparar una vacuna atenuada compuesta por ácido fénico que permitía extraer el pus de un animal infectado.

---

4. *Pour en finir avec Pasteur*, Dr. Eric Ancelet, Éditions Marco Pietteur.

Inspirado en esta técnica, y en lugar de utilizar ácido fénico, Pasteur recurrió al calor y al oxígeno del aire. Dos de sus colaboradores, Roux y Chamberland, se sirvieron del bicromato de potasio para atenuar esta vacuna, que equivalía más o menos al ácido fénico utilizado por Toussaint. Pasteur se opuso enormemente a la publicación de los trabajos de sus colaboradores.

Sin embargo, este investigador utilizó precisamente esta técnica durante la famosa experiencia que practicaba en Poully-le-Fort el 31 de mayo de 1881. Frente a una multitud importante conformada por periodistas, personalidades políticas, científicos, veterinarios y admiradores, Pasteur inoculó bacterias a partir de un cultivo agresivo de *Bacilus anthracis* a 48 ovejas en las que a 24 se les había previamente colocado una vacuna tomada de una preparación de bacilo moderado de bicromato de potasio. Dos días más tarde, 22 ovejas no vacunadas habían muerto, 2 se encontraban agonizando, mientras que las otras 24 estaban vivas.

Fue un triunfo delirante que hizo callar a todos los opositores, el cual le permitió a Pasteur alcanzar el rango más alto como investigador científico, además de poner en lo más alto a la ciencia francesa.

Sin embargo, Pasteur no le había mencionado ni a los medios ni a sus colegas que fueron a aplaudir que su vacuna contenía bicromato de potasio. Esta droga no era más que un coadyuvante que había amplificado la función del sistema inmunitario de los animales y modificado su terreno bioeléctrico, lo que los protegía por algunas semanas, de ahí el aparente éxito.

Todos los científicos del mundo entero que luego intentaron reproducir la experiencia de Pouilly-Le Fort se enfrentaron a un desastre. En Alemania, numerosos agricultores que tuvieron pérdidas cuantiosas obligaron a Pasteur a que los indemnizara. Pasteur sostuvo que sus vacunas, inspiradas en sus trabajos, habían sido mal preparadas, y de allí el fracaso de las mismas.

El instituto Pasteur, creado en consecuencia, era apto para vender una vacuna «bien preparada», puesto que sólo Pasteur conocía el «secreto», el cual nadie podía revelar, ya que Henri Toussaint estaba muerto y sus cómplices, Roux y Chamberland podían ganar más guardando silencio que revelando el subterfugio.

Pero la reputación de Pasteur no se detuvo allí. Un gran éxito daría un gran revuelo decisivo a la medicina: el famoso hallazgo de una vacuna contra la rabia.

En 1879, antes de que Pasteur presentara al público lo que sería uno de los descubrimientos del siglo, un veterinario de nombre Pierre Victor Galtier hizo posible que se transmitiera el mal de rabia del perro al conejo, luego del conejo a la oveja, mostrando así que el mismo virus era responsable de la rabia furiosa del perro y de la rabia paralítica del conejo.

En 1881, Galtier intentó inmunizar a las ovejas inyectándoles saliva rábica vía intravenosa. Prosiguió sus experimentos en otras especies animales y se dio cuenta que su procedimiento no siempre resultaba exitoso. Por lo tanto, tenía sus sospechas en cuento a los peligros de este experimento en seres humanos.

En 1885 Pasteur se vio en una situación de urgencia y decidió arriesgarse. Se temía por la vida de un niño de nueve años llamado Joseph Mister quien había sido mordido por un perro con mal de rabia. Ante esta situación, se llamó a Pasteur para que le salvara la vida a este joven paciente. Al haber probado esta vacuna en perros, el científico la inyectó en el niño. Este salió airoso y todo el mundo pensó que Pasteur le había salvado la vida.

Una vez más, los medios se apoderaron de esta noticia. Un nuevo salvador de la humanidad había nacido. Se escuchó incluso al Presidente de la Academia de las ciencias proclamar en la Asamblea:

«Tenemos el derecho de decir que la fecha de la sesión que se desarrolla en este momento permanecerá memorable en la historia de la medicina [...] A partir de hoy, la humanidad cuenta con una alternativa para luchar contra la fatalidad del mal de rabia y para prevenir su mal tratamiento. Este hallazgo se lo debemos al señor Louis Pasteur y manifestamos nuestra admiración y reconocimiento por sus esfuerzos que han arrojado un extraordinario resultado.»

En los quince meses sucesivos, 2490 personas recurrieron a la vacuna y se sintieron protegidos del mal de rabia, lo que constituye un descubrimiento prometedor para los institutos Pasteur que habían surgido, y para los que faltaban.

Se evitaba revelar que las personas que eran mordidas y no estaban vacunadas no morían y que las personas que no eran mordidas pero que estaban vacunadas morían de parálisis y no de espasmos, los síntomas reconocidos del mal de rabia. Ello se podía explicar por el hecho de que el virus del mal de rabia del perro era suficiente para inmunizar a la persona que era mordida, mientras que la vacuna producida a partir de la médula del conejo era inútil, además de provocar la rabia paralítica del conejo entre los vacunados.

Fue así como nació el microbismo pasteuriano que relegó los trabajos del profesor Antoine Béchamp, y los echó al olvido.

La Academia prefiere los trabajos de Pasteur que los de Béchamp

Muchísimas razones explican esta elección. Pasteur contaba con apoyos políticos importantes. Alemania, que conoció una guerra desastrosa que le hizo perder la Alsacia y Lorena, tenía necesidad de contar con un héroe nacional para realzar su prestigio en la esfera internacional. Pasteur, tras haber acaparado la atención de los medios del mundo entero, era el más apto para desempañar ese rol en comparación con Béchamp, quien era un sabio discreto, poco mediatizado y que no contaba con los recursos para dar a conocer sus hallazgos.

Por otro lado, la venta de vacunas representaba una empresa que podía mostrarse muy lucrativa, sobre todo por el apoyo del Estado. Pasteur lo había entendido. Junto a su amigo Paul Bert, quien en aquellos momentos era Ministro de la Instrucción Pública, trazaron el plan siguiente: Bert decretaría una ley para que la vacuna contra el mal de rabia fuera obligatoria en toda Alemania. Esta ley se promulgaría de la siguiente manera: «Todo perro que no esté vacunado sería despiadadamente sacrificado por orden de las autoridades». Ellos ya habían calculado que la suma de 50 céntimos por vacuna representaría una suma anual bastante interesante.

El plan de Pasteur y Bert no fue viable gracias a un periodista que se enteró del negocio y que impidió que la Asamblea votara por el proyecto de ley, pero este plan fue retomado por muchos de sus sucesores. De esta manera, la combinación fármaco-política, favorable a la ignorancia de las masas, permanece desde esa época, y el imperio farmacéutico acumula millones al seguir haciéndonos creer, como Pasteur con su vacuna contra el mal de rabia, que es para nuestra protección. Sin embargo, nunca ha habido tanta gente enferma.

En su lecho de muerte, Pasteur admitió humildemente: «Claude Bernard tenía razón: el microbio no es nada, el terreno lo es todo». Esta declaración, sin embargo, no fue tan mediatizada como su vacuna contra el mal de rabia.

LOS MICROORGANISMOS Y NOSOTROS

Los microbios fueron descubiertos en 1674 (poco después del invento del microscopio). Se clasifican en tres grupos:

- **Los microbios animales** (los más grandes), pertenecen a la clase de los protozoarios (ameba de la disentería).
- **Los microbios vegetales** (los más pequeños), son hongos y bacterias.
- **Los microbios minerales** (virus), son demasiado pequeños para verlos en un microscopio ordinario. Se les conoce como virus filtrantes porque atraviesan los filtros. Representan una forma intermedia entre el reino vegetal y el reino animal. Se cristalizan como los minerales. Los virus se encuentran presentes en la viruela, la poliomielitis, el mal de rabia, la rubéola y la gripe, entre otros.

Los microbios animales llevan una vida libre exterior, por ejemplo, la ameba en el agua. Los otros son saprófitos que se alimentan de los cadáveres (descomposición de la carne), o de parásitos que viven o dependen de seres vivos sin defensa.

Muchos resisten a las condiciones desfavorables rodeándose de una cápsula resistente (espora) de donde se escapan cuando el medio vuelve a ser normal para ellos. La temperatura ideal para que se desarrollen es 30° C.

Las temperaturas altas, por el contrario, les son fatales. A 45°C la mayoría mueren. Las esporas se destruyen a 120°C (calor húmedo durante veinte minutos) o a 160°C (calor seco durante diez minutos). Es el principio de la esterilización.

Los microbios también mueren por los rayos ultravioletas (acción benéfica del sol). La deshidratación los paraliza, como el frío, sin matarlos.

Algunas sustancias pueden exterminarlos, por ejemplo, el formol, el agua de Javel, el cresilo, el alcohol a 90° grados y el éter (desinfectantes). En fin, los hongos (enmohecidos) pueden inhibir el crecimiento de las bacterias.

Los gérmenes se clasifican principalmente en dos categorías: **simbióticos** y **patógenos**.

Los gérmenes simbióticos son microbios que viven en simbiosis con su huésped; se alimentan de los cadáveres (descomposición de las células o de las carnes). Se distinguen dos categorías: los microbios comensales y los saprófitos aportan. Los comensales están perfectamente adaptados a su anfitrión; lo utilizan como fuente de alimentación y de calor sin perjudicarlos. Los saprófitos aportan un beneficio a su anfitrión produciendo vitaminas (bacterias de la piel y de las mucosas de las vías respiratorias, digestivas y vaginales, etc.).

Los gérmenes patógenos tienen la capacidad de provocar problemas en el organismo que infectan por su poder invasivo (se multiplican para esparcirse en los tejidos), infecciosos (crean albergues de infección) o toxigénico (producen toxinas). Se distinguen dos categorías:

- **Estrictos o específicos.** Estas bacterias producen problemas en cualquier tipo de paciente, excepto a los portadores sanos.
- **Oportunistas.** Estas bacterias producen problemas cuando las defensas inmunitarias de una persona se encuentran debilitadas. Por ejemplo, en los hospitales, las bacterias oportunistas se les conoce como infecciones nosocomiales.

Basados en los trabajos de Pasteur, estas enseñanzas defienden el monomorfismo, que se puede resumir así: cada germen (microbio) no tiene sino una forma y una acción bien definida que causa obligatoriamente la enfermedad que le es propia. La infección sólo se transmite a un individuo por medio del contagio, es decir, luego de entrar en contacto con gérmenes contenidos en el aire, el agua o la tierra, y también por el contacto con animales, insectos, una persona contaminada o un portador sano.

Para Béchamp, ningún germen que provenga del ecosistema es patógeno al principio. La patogenia de los gérmenes está condicionada a una modificación de su medio (físico, químico, atmosférico o dinámico), donde evolucionan en interdependencia los microorganismos, vegetales, animales y humanos, o con la presencia de elementos celulares alterados en los alimentos (vegetales o animales) o en sus substratos (vacunas, sueros).

Modificación del medio de los gérmenes

Modificación del medio natural

Nosotros tenemos en nuestro intestino diez veces más bacterias que células en todo nuestro cuerpo. Su rol consiste en disgregar sustancias luego de la digestión de los alimentos en el estómago y transformar esta materia para favorecer su eliminación al exterior del organismo. Además, las bacterias del intestino tienen la propiedad de sintetizar la vitamina K que desempeña un rol en la coagulación sanguínea.

Si la materia fecal entra en contacto con el agua o los alimentos que consumimos, estas bacterias, que son saprófitos en el intestino, pueden convertirse en patógenos y causarnos una gastroenteritis.

Los gérmenes saprófitos en un tejido pueden, asimismo, convertirse en patógenos. Es el caso cuando se produce una ruptura de los capas protectoras entre un órgano que contiene gérmenes y otro que no se encuentra cerrado. En el abdomen, ello puede provocar desde una peritonitis en la sangre hasta una septicemia.

Modificación del medio de pertenencia

¿Quién habrá ideado hacer una transfusión de sangre de una vaca a un ser humano? Si ello fuera posible, desde hace mucho tiempo ya se hubiera experimentado. ¿Qué ocurriría si se hiciera? Se perturbaría completamente la homeostasis del organismo del receptor de esta sangre extraña. Además, como los glóbulos blancos transportan el oxígeno necesario para la respiración, la persona no pudiera respirar con normalidad y moriría inmediatamente.

¿Pudiera ocurrir un fenómeno similar cuando se invierten virus y bacterias de una especie a otra? La experiencia de Galtier, que inoculó saliva de un perro «supuestamente infectado» en conejos, percibió que estos no padecieron de mal de rabia sino que les dio una parálisis. La palabra «rabia», empleada para hablar de un animal furioso no conviene sino para designar la enfermedad por sí misma. ¿Se podría pensar que los gérmenes de un perro hayan causado un desorden importante en el sistema nervioso de los conejos, produciéndoles parálisis? ¿Fue por ignorancia o falta de explicación que se decidió llamar esta enfermedad «rabia paralítica del conejo»?

¿Los virus que provienen de otra especie pudieran también causar desórdenes en los seres humanos? Alexander Horwin era un niño como cualquier otro que padecía de una leucemia desde temprana edad. Antes de los 17 meses, había recibido quince tipos de vacunaciones. A los dos años de edad se descubrió que el niño tenía un tumor cerebral (meduloblastoma) que desarrolló producto de la leucemia. Al morir, sus padres solicitaron que le hicieran una autopsia cerebral. El examen del tumor reveló la presencia del virus del simio, el SV40, del cual los monos agresivos de África son los portadores.

¿Cómo pudo este pequeño entrar en contacto con este virus? Según la pediatra Eva Lee Snead, la única manera de que un ser humano entrar en contacto con el virus SV40 es comiendo carne de mono o por inoculación a través de un vacuna.

Sin embargo, casi todas los virus bajo el título de «atenuados», utilizados en las vacunas que se inoculan de manera repetitiva en los niños y adultos, son cultivados en células vivas de órganos de osos o de animales (sesos, riñones, ovarios, médula, etc.) Muchos objetarán diciendo que existen millones de niños que son vacunados cada año y que muy pocos desarrollan leucemia con meduloblastoma. Es precisamente porque no sólo lo que importa es el microbio, también hay que tomar en cuenta el «terreno», nos decía Claude Bernard y Béchamp.

Cuando la gran gripe de 1910 arrasó con la vida de millones de personas en los Estados Unidos, ¿por qué no arrasó con toda la población? ¿Sería que el sistema inmunitario de un individuo determina su grado de resistencia o de no resistencia a un desorden orgánico? Si no fuera así, la primera gran enfermedad infecciosa en la tierra hubiera sido la última.

Modificación del terreno donde evolucionan

Veamos un ejemplo. En la vagina de una mujer se encuentran bacterias (saprófitos), conocidas como bacilo de Döderlein o lactobacilos. Ellas son responsables de mantener el pH vaginal muy ácido a fin de impedir que los gérmenes que provienen de la vulva se desarrollen. Esto fue al menos lo que me enseñaron.

Pero reflexionando bien sobre su rol, comprendí mejor la razón de la presencia de estos gérmenes inofensivos en la vagina de una mujer: ellos participan en la transformación de la materia.

En nuestra piel, encontramos gérmenes inofensivos llamados *Staphylococcus epidermidis*, o staphylocoques blancos. Estas bacterias tienen como función intervenir en las células muertas de nuestra piel de modo que puedan liberarse y eliminarse al bañarnos. La mucosa vaginal igualmente es una piel, pero una piel interna. Es también el medio donde se producen las relaciones sexuales y donde quedan los espermatozoides muertos. Estos lactobacilos van actuar para transformar los espermatozoides muertos que luego serán expulsados en las secreciones de la mujer.

El cuerpo no fue concebido para ser limpiado con detergentes. Posee su propio sistema autolimpiante que asumen las bacterias.

Los bacilos de Döderlein no pueden vivir sino en un medio ácido. Para mantener esta acidez vaginal, ellos fabrican, a partir del glicógeno, una tasa elevada de ácido láctico, y de allí el nombre de lactobacilos.

Si por alguna razón el pH vaginal se vuelve alcalino, los lactobacilos que no pueden vivir en ese nuevo medio, serán remplazados por hongos de tipo *Candida albicans*, produciendo picor e irritación conocida bajo el nombre de candidiasis.

Partiendo de la teoría de Béchamp que recomienda intervenir en el terreno más que en el microbio, ¿cuál sería la solución? Se trata de restablecer el pH vaginal ácido que puede hacerse con una ducha vaginal ligeramente ácida hecha con la mezcla de agua y un poco de vinagre. Los hongos que no pueden vivir en un medio ácido ceden su lugar a los lactobacilos. Para entender mejor, si una mujer tiene candidiasis con mucha frecuencia, habría que buscar qué es lo que desestabiliza su pH vaginal.

Béchamp se detuvo en el terreno físico. Mis trabajos me han llevado a interesarme particularmente en el terreno psíquico.

Modificación del terreno psíquico

Tomemos el ejemplo de la diarrea en un turista. Muchas personas que viajan a países —llámese en riesgo— toman antes de partir medicamentos o se toman vacunas para calmar sus temores.

La primera vez que fui a la India, creí que me infecté por los gérmenes presentes en la comida que había consumido. Consulté a un médico que me recetó medicamentos para lo que él sospechaba era una amibiasis. Los síntomas disminuyeron unos días más tarde.

En el momento en que encontré a ese médico, mi situación física y psíquica había evolucionado. En consecuencia, la causa que había producido esa enfermedad ya no estaba presente. ¿Cuál podía haber sido esa causa?

Esta enfermedad comenzó unos días luego de mi llegada a un monasterio. Decepcionada tras mis intentos de encontrar al Maestro, comencé a rechazar tanto la inconformidad del sitio como la severidad de mis responsables. Sólo quería una cosa: marcharme de aquel lugar, pero no podía hacerlo porque tenía que esperar mi billete aéreo. En ese mismo viaje, me encontré con una situación similar. Esta vez me sentía retenida en un cuarto de hotel que no podía abandonar, ya que tenía que esperar un dinero para poderme ir. Yo rechazaba esa situación en la que sentía que tenía que soportar eso que me estaba pasando. La diarrea con dolor abdominal reapareció. Pero esta vez hice la conexión entre las dos situaciones. Acepté la experiencia que vivía como la ocasión para desarrollar mi confianza en la vida, permitiendo de este modo restablecer mi terreno psíquico. La diarrea y los cólicos cesaron sin necesidad de tomar medicamentos.

¿En verdad ingerí esa ameba en la comida? ¿Fue mi terreno psíquico el que permitió que se produjera esa ameba en mi intestino? Las dos posibilidades son válidas.

Si hemos entrado en contacto con gérmenes ya existentes estamos hablando de **gérmenes heterogéneos**. Si factores químicos, biológicos y psíquicos dieron lugar a su desarrollo en nuestro organismo, estaremos entonces hablando de **gérmenes autógenos**.

En la aparición de hongos durante un cambio de pH vaginal, no necesariamente estos vinieron del exterior. La modificación de nuestro medio interno por un cambio de alimentación o factores psíquicos pudieron haber favorecido su desarrollo.

Si esto resulta cierto en el caso de los hongos, también pudiera serlo para otro tipo de gérmenes, entre ellos las amebas. Es esta sin duda la explicación de los portadores sanos, es decir, que su alimentación y su medio de vida favorece el desarrollo de estos gérmenes con los que aprendieron a vivir. Se adaptaron a su medio, condiciones en las cuales otra persona estaría enferma.

Recuerdo una señora de 69 años que adoraba viajar de manera independiente. Le había tocado incluso estar en las peores condiciones higiénicas. Pese a esta incomodidad, ella se adaptaba con tal vivir una bella aventura. Nunca tuvo diarreas en ninguno de sus viajes. Como no se quejaba de nada de los lugares que visitaba, su cuerpo también se adaptaba.

Al preguntarle a las personas que han tenido diarrea durante un viaje qué fue lo que rechazaron durante el mismo, se ha descubierto en muchas de ellas que fue la temperatura muy caliente y húmeda lo que no podían soportar; en otras, fue la presión por parte de los vendedores, la explotación de los turistas y la incomodidad de los lugares con respecto al precio pagado. En otras, fue el vínculo con la culpabilidad: se sintieron culpables de darse ese viaje mientras que sus padres nunca habían tenido los medios económicos para hacerlo o que sus amistades o seres cercanos no podían darse tal lujo.

Presencia de elementos celulares alterados

Si los alimentos no pueden conservarse en buenas condiciones o el periodo durante el cual se pueden consumir expiró, podemos contar con alimentos que entraron en la fase de elaboración intervenidos con agentes para transformar esta materia.

Si consumimos estos alimentos, podemos vernos afectados con los gérmenes que pudieran ser nocivos para nuestro organismo, que en un principio estaban en armonía con su rol que les fue atribuido.

La difteria es un buen ejemplo. Esta enfermedad se encontraba y aún se encuentra en medios pobres, calientes y húmedos donde se hace difícil conservar los cereales que carecen de medios. La causa responsable conocida con el nombre de *Corynbacterium diphtheriae*, participa simplemente a la descomposición de los cereales (arroz, cebada, trigo o centeno).

¿Podemos vacunarnos contra el consumo de alimentos descompuestos? ¿Cuál es la posibilidad de que un niño que es alimentado sanamente contraiga difteria? Lo que observamos en la actualidad en las poblaciones vacunadas contra la difteria son sobre todo difterias atípicas, ya que no provienen de la ingestión de cereales en descomposición, sino más bien de la inoculación de una anatoxina que facilita en la persona vacunada la fase de recuperación de la difteria, con todos los síntomas asociados.

Desde hace mucho tiempo, considerada como inofensiva y sin ninguna contraindicación, la vacuna contra la difteria aparece en la actualidad como poco eficaz. Numerosas reacciones adversas a las vacunas fueron observadas y atribuidas al componente diftérico de la vacuna difteria-tétano-polio.

Comprenderemos el riesgo para nuestra salud lo que representa el consumir alimentos descompuestos que han sufrido modificaciones que pueden afectar su naturaleza (OGM) y cuerpo genéticamente modificados.

LOS ANTIBIÓTICOS

La historia de los antibióticos se inicia con el descubrimiento del médico inglés Alexander Fleming en 1928. El investigador había observado en una gelosa de agar-agar[5] la presencia del hongo *Penicillium*, alrededor del cual las bacterias no se podían desarrollar. El investigador profundizó en esta observación que lo llevó al descubrimiento de la penicilina.

No fue sino al final de la Segunda Guerra Mundial que la penicilina se convirtió en el primer antibiótico en utilizarse en forma extendida. Luego se descubrieron otros.

¿Cuál es la utilidad de un antibiótico? Numerosas son las personas que toman antibióticos, pero muy pocas las que comprenden su utilidad. Para entenderlo, en principio hay que saber qué es una infección. Existen dos tipos:

Infección por gérmenes heterogéneos

Los gérmenes heterogéneos son extraños y pueden crear desórdenes más o menos importantes en nuestro organismo. Podemos contraerlos de diferentes formas:

- **Por ingestión**. Si consumimos alimentos o ingerimos agua contaminada por gérmenes patógenos, nuestro cerebro, que recibe la información de la presencia de estos microorganismos extraños, le ordenará reacciones a nuestro sistema digestivo (vómito, diarrea) para eliminarlo lo más rápido posible.

---

5. Medio de cultura de las bacterias utilizadas en laboratorios.

- **Por heridas o quemaduras.** Si nuestra piel ya no puede más desempeñar su rol como protector, y las bacterias penetran en nuestros tejidos, estos últimos van a producir una respuesta por parte de nuestro sistema inmunitario.
- **Por mordedura** (mamíferos, reptiles, moluscos marinos, peces o insectos). La infección será relativa a la especie, a la mordedura, al terreno de la persona, y a su capacidad de eliminar esas bacterias extrañas, sus toxinas y, en el caso de las especies más peligrosas, las neurotoxinas. Los síntomas corresponden a la respuesta inmunitaria.
- **Por inhalación.** Algunos aerosoles que nos parecen inofensivos pueden contener bacterias. Contrariamente a su reacción a los agentes químicos, el organismo contaminado se encontrará frente a un período de incubación imperceptible. La aparición de los síntomas no será observado sino unos días después de su contaminación, reduciendo así las oportunidades de establecer el vínculo entre esas vaporizaciones y las dificultades respiratorias.

  Cuando se quiere hacer creer una epidemia viral en un grupo o una populación con miras a proponerles una vacuna se puede utilizar esta técnica.
- **Por inoculación.** Cuando nos colocamos una vacuna, recibimos inevitablemente cuerpos extraños que van a activar una respuesta por parte de nuestro sistema inmunitario. Si la inoculación es local, producirá una inflamación local. Si es intramuscular, no sólo provocará una inflamación en el sitio de la inyección, sino que los gérmenes podrán propagarse en nuestro sistema linfático, puesto que los intercambios (aportes de nutrientes y recuperación de los desechos y partículas extrañas) se forman en los tejidos. La respuesta del sistema inmunitario será más intensa. El cerebro podrá ordenar en primera instancia un aumento de la temperatura basal (fiebre), que constituye una «pasteurización» natural, y, en segunda instancia, hará un llamado al sistema linfático para eliminar a este intruso (enemigo) que amenaza la homeostasis del organismo.

Infección por gérmenes autógenos

Son gérmenes que fabricamos nosotros mismos a partir de lo microsomas que hablaba el profesor Béchamp. Estos gérmenes intervienen disgregando las células muertas o dañadas para que sean eliminadas en el interior de nuestro cuerpo por la acción de macrófagos, y en exterior tras frotar la piel.

De esta manera, la producción de gérmenes autógenos sólo se da tras una perturbación en un tejido o cuando el cuerpo tiene necesidad de eliminar células inservibles (tumores), o durante una gran destrucción de células luego de un tratamiento de quimioterapia. A mayor producción de gérmenes autógenos, mayor será la intensidad de la actividad del sistema linfático para aumentar la presencia de macrógafos que van a fagocitar los restos celulares.

Esta actividad intensa en un tejido puede ser muy dolorosa, sobre todo cuando es acompañada por una inflamación que también interviene en esta fase de recuperación. La toma de un antibiótico se muestra muy eficaz para reducir esta fase, deteniendo la proliferación de los gérmenes que se activan para eliminar las células dañadas, muertas o inútiles.

Veamos este ejemplo ilustrado. Un cortocircuito ha deteriorado una parte de la nuestra casa. Llamamos a un equipo para que venga a reparar los daños. Este equipo de trabajo es tan numeroso que perjudica la tranquilidad de ese hogar. Entonces se decide reducir el número de obreros de forma tal que la reparación se efectúe de una manera menos intensa y que el sitio recupere la calma.

¿Qué pasaría si se marchasen todos los obreros? ¿Quién haría el trabajo de reparación?

Aquí se pudiera entender mejor la función de los antibióticos y cómo se deben utilizar en el momento oportuno. Muchos médicos insisten en la toma de antibióticos durante un largo período en caso de que la infección vuelva. Estos profesionales de la salud fueron formados en la escuela pasteuriana, por lo tanto, para ellos el germen es un enemigo que hay que destruir.

No obstante, los gérmenes saprófitos y autógenos no son enemigos, son nuestros amigos, incluso si su acción intensa puede, en algunos casos, producir molestias. Sólo los gérmenes heterogéneos pueden ser dañinos y la mejor manera de protegerse es con una buena higiene, limpiando bien las heridas y evitando en nuestro organismo cualquier contaminación a través de una vacuna.

Los antibióticos tienen su utilidad cuando nos infectamos con gérmenes heterogéneos o cuando la fase de recuperación de un tejido se presta a una gran producción de gérmenes difíciles de soportar. La toma de antibióticos durante un largo período contra los gérmenes autógenos no tiene razón de ser, ya que el conflicto permanecerá y existirán células afectadas que el cuerpo buscará salir de ellas.

¿No sería más inteligente hallar la causa del conflicto para solucionarlo, en lugar de tratar de destruir continuamente los obreros que participan en la recuperación del tejido?

Es importante saber que los antibióticos no se limitan a destruir las bacterias implicadas en una infección, sino que también destruyen las bacterias saprófitas de las vías respiratorias, del intestino y de la mucosa vaginal, produciendo efectos secundarios. Entre ellos, se encuentra la resequedad de la boca, el mal aliento, las diarreas, que van desde las más benignas hasta fuertes cólicos (pseudomembranosa), así como los efectos tóxicos en los riñones, el hígado, la médula ósea y el sistema nervioso. En las mucosas bucales y vaginales favorecen el desarrollo de candidiasis.

Además, tomar antibióticos por mucho tiempo conlleva a producir alergias y a una resistencia natural a las infecciones, de allí la necesidad de saberlos utilizar con moderación.

Desde años, poco importa si se es o no prudente. Los antibióticos figuran entre los medicamentos más utilizados en nuestro sistema de «salud»; se prescriben al menor síntoma de fiebre sin considerar su origen, bacteriano o viral, siendo como son ineficaces contra los virus. Lo recetan incluso, para el tratamiento de acné o espinillas.

Peor aún, la industria agroalimentaria descubrió que los antibióticos tenían la propiedad de incrementar el rendimiento de la carne. Parece que al agregar cuatro antibióticos en la comida de los pollos estos obtienen el peso de 1,3 kg en 41 días, lo que equivale a diez veces más que un pollo granjero (sin duda que los primeros no pueden eliminar sus células dañadas o muertas). Si se retiraran estos aditivos de crecimiento, habría que agregar entre 100 a 150 gramos de alimentos para aves para obtener el mismo peso[6].

Al comer esta carne, también absorbemos estos antibióticos que son una fuente importante de muchísimas infecciones microbianas, la salmonelosis, por ejemplo[7].

Los expertos creen que la utilización de los antibióticos en los animales tiene un impacto significativo en la resistencia que se observa en algunas infecciones humanas. Se observa asimismo un aumento de peso significativo en las personas que consumen regularmente estas carnes.

En fin, según el informe de la Organización Mundial de la Salud (OMS), la eficiencia de los antibióticos está en una fuerte regresión. Se prevé que en algunos años todos los gérmenes serán resistentes a los antibióticos (en las personas que los hayan utilizado de forma abusiva o en las que hayan consumido mucha carne de animales que los contenían).

LAS VACUNAS

Si existe una creencia bien arraigada, es la que señala que las vacunas nos protegen de la enfermedad. ¿Sobre qué principio se apoya esta creencia?

Cuando un agente extraño (germen, toxina, producto tóxico) nocivo penetra en el organismo de un ser vivo, su sistema de supervivencia reacciona por medio de soluciones biológicas para eliminarlos.

Una primera respuesta se podrá manifestar por medio de una reacción de rechazo (vómito, diarrea) si el intruso fue ingerido, por un aumento de temperatura (fiebre) o si fue inoculado (por ingestión o mordedura).

En segundo lugar, en caso de ser necesario, el sistema inmunitario, con los linfocitos, se encargará de elaborar sustancias (anticuerpos y citoquinas) para neutralizar el efecto tóxico del agente extraño. Esta primera re-

---

6. En la revista *Crise alimentaire*, octubre de 2002.
7. CCRA (Comité canadiense en la resistencia a los antibióticos), *Vie et Santé*, febrero de 2003.

acción está registrada en las células memoria. Cuando estas células encuentran de nuevo el agente patógeno específico, producen una respuesta inmunitaria secundaria que permite detener la infección antes de que se produzca la enfermedad. Esta es la razón por la cual los individuos que contrajeron una enfermedad durante la infancia son inmunizados en lo sucesivo.

La vacuna surgió basándose en este principio. Se creía y se enseñaba que si se producía una primera infección con un agente patógeno X previamente atenuado, el organismo respondería normalmente produciendo anticuerpos contra este germen sin desarrollar la enfermedad. De esta manera, cuando el organismo de la persona vacunada encuentra de nuevo ese agente patógeno por el cual ya ha elaborado anticuerpos, sus células memoria producen una respuesta inmunitaria secundaria mucho más rápida y más fuerte que la ocurrida durante la primera infección, permitiendo al organismo defenderse de manera más adecuada y evitando la enfermedad.

Lo que la mayoría de las personas ignora, y lo que Pasteur se negó a confesar, es que su vacuna contra la enfermedad del carbunco era estrictamente ineficaz sin su coadyuvante, el bicarbonato de potasio, que recordémosle, no confería una inmunidad sino temporal.

Algunas vacunas son suficientemente eficaces al punto que no necesitan de un coadyuvante (rubéola), pero la mayoría de ellas provocan una respuesta inmunitaria insuficiente (vacuna contra la hepatitis b, contra la tos ferina) y necesitan un coadyuvante, por ello la mayoría de las vacunas lo tienen.

Fue Gaston Ramon quien en 1925 formuló el principio de sustancias coadyuvantes y estimulantes de la inmunidad, técnica que permite obtener sueros más ricos en antitoxinas insertando a la vacuna una sustancia irritante a los tejidos[8].

---

8. Gaston Ramón, *Sur la toxine et sur l'anatoxine diphtériques. Pouvoir floculant et propriétes immunisantes*. Inst. Pasteur, 38, p. 1-10.

¿Qué es un coadyuvante?

Un coadyuvante es un inmunoactivador o inmunoestimulante del sistema inmunitario que pertenece al sistema linfático, el cual es responsable de las defensas de nuestro cuerpo.

Al inocular una vacuna que contiene un coadyuvante, se crea una especie de combate en el interior del organismo. Esto explica el aumento de la actividad de nuestro sistema linfático que se activa hasta que puede para defenderse de ese agente nocivo.

Se dice que las vacunas tienen como finalidad protegernos. ¿El combate protege las poblaciones? o ¿enriquece a los que venden las armas? ¿Las vacunas nos previenen o se encargan de producir la fortuna de aquellos que se dedican a la venta de medicamentos después de los desórdenes que estas sustancias crearon en nuestro organismo?

La mayoría de las vacunas actuales fabricadas por el hombre y el animal contienen hidróxido de aluminio como coadyuvante. Hablando en términos médicos, el hidróxido de aluminio es considerado como un veneno tóxico para el organismo a partir de 60mg. Antes de llegar al primer año de vida, un bebé vacunado en promedio ha recibido 800mg, es decir, ¡130 veces más!

El ser humano posee mecanismos de regeneración que le permiten, la mayor parte de las veces, minimizar los efectos tóxicos y devastadores del aluminio. Sin embargo, hay ocasiones en los que estos mecanismos se desbordan y no permiten su eliminación.

Entonces, el aluminio penetra en los tejidos, combinándose con la ferritina de la sangre en lugar del hierro. Por lo tanto, el aluminio queda fijo en el organismo, ya que no es eliminado por los riñones y se convierte en un tóxico celular que se concentra e impregna progresivamente en el esqueleto, los riñones y el sistema nervioso (sobre todo en el cerebro y en la médula espinal), dando lugar al desarrollo de desórdenes tanto físicos como neurológicos[9].

9. *Sciences et Avenir*, noviembre 2001, "Alerte aux vaccins: l'aluminium accusé".

Otro coadyuvante recientemente utilizado es el MF59[10]. Se trata de una emulsión tipo aceitoso en agua homologada como coadyuvante que se presenta en forma de pequeñas microvesículas compuestas de escaleno, polisorbato 80, trioleato de sorbitan, citrato de trisódico dihidratado, ácido cítrico monohidratado y agua.

Hay que tener en cuenta que el polisorbato 80 es un agente cuestionado con respecto al aumento de la esterilidad[11]. En cuanto al escaleno, lo tenemos en nuestro organismo de manera natural. Se trata de un lípido que entra en la composición de sebo. Es un intermediario esencial en la biosíntesis del colesterol, de las hormonas esteroides y de la vitamina D.

Absorbemos este lípido con el consumo de grasas, particularmente el aceite de oliva. La introducción vía digestiva de ese escaleno es bien aceptada por nuestro cuerpo y le otorga propiedades antioxidantes. El problema se produce cuando es inyectado, ya que se trata de una entrada anormal que hace que el escaleno se perciba como un agente extraño nocivo, incitando al sistema inmunitario a destruir esta molécula en cualquier parte que se encuentre, incluyendo los sitios donde se introduce de forma natural y donde resulta indispensable para el sistema nervioso. Esto nos puede hacer comprender el por qué se dice que en una enfermedad autoinmune, los anticuerpos de una persona se enfrentan contra sus propios tejidos.

Durante la Guerra del golfo (1990-1991) los soldados americanos recurrieron a una vacuna que contenía este coadyuvante. Tras su aplicación, algunos sufrieron de esclerosis lateral amiotrófica (también llamada enfermedad de Lou Gehrig) y otras enfermedades de minusvalías como la artritis reumatoide, poliarteritis nodosa, la esclerosis múltiple, la neuritis óptica, el lupus, la mielitis transversal (desorden neurológico), endocarditis (inflamación de la pared del corazón), la glomerulonefritis (enfermedad del riñón), entre otras.

---

10. El término MF59 con frecuencia es utilizado en los estudios clínicos y en la literatura para describir el coadyuvante contenido en Fluad ® (Novartis).
11. *Vaccinations: les vérites indésirables*, Michel Georget, Ediciones Dangles.

¿Por qué, entre estos militares, algunos desarrollaron una patología en lugar de otra? ¿Sería por el germen y también por el terreno (físico y psíquico) de la persona que desarrolla la patología?

Muchas personas que se vacunan al cabo de unos días sólo sienten unos ligeros síntomas y encuentran alarmistas a aquellos que les advierten contra los riesgos que representan las vacunas que contienen tal coadyuvante. La mayoría de las veces sólo prestan atención en los efectos que se producen a corto plazo y olvidan que la vacuna sigue actuando en el cuerpo durante un largo periodo después de ser colocada. Una reacción puede ser progresiva. La deterioración puede ser gradual. Problemas neurológicos pueden aparecer con el tiempo[12].

A continuación veamos lo que me escribió uno de mis pacientes vacunado contra la hepatitis B hace un año para emprender un viaje al exterior.

Buenos días Claudia

Hoy te escribo porque en realidad no me siento muy bien.

Desde hace cuatro meses aproximadamente, comencé a tener dolores en las articulaciones, en los tendones de las rodillas, y poco a poco el dolor se está extendiendo por todo el cuerpo a una velocidad que sorprende a los médicos. Según ellos, pudiera ser un tipo de artritis reumatoide. Ya no puedo más con esos dolores en las rodillas, tobillos, manos, codos, hombros, espalda e incluso la garganta.

Acababa de comenzar un master en desarrollo organizativo y estoy considerando no continuarlo debido a mi malestar. Lo peor es que el malestar se agudiza de semana en semana, y en ocasiones casi cada día.

Te confieso que estoy temiendo por mi vida. Me cuesta caminar y levantarme. No entiendo lo que me pasa, sobre todo con 34 años, que es cuando mejor yo me sentía.

A esta participante, finalmente le confirmaron que sufría de una enfermedad autoinmune. Difícil de establecer la relación entre la vacuna y esta enfermedad, ya que los problemas aparecieron ocho meses después de haberse

---

12. *Vaccinations: les vérites indésirables*, Michel Georget, Éditions Dangles.

inyectado la vacuna. Es el caso de un gran número de personas que desarrollan enfermedades auto inmune. Es también la razón por la cual sólo se hacen investigaciones sobre las vacunas a corto plazo; investigaciones a largo plazo podría afectar a una de las empresas más lucrativas.

Si los coadyuvantes representan un riesgo importante para nuestra salud, hay que considerar otro elemento no negligente y es el sitio de la inyección. Hasta los años noventa, las vacunas siempre habían sido colocadas por vía subcutánea.

En el marco de la campaña contra el virus de la hepatitis B lanzada en abril de 1994, las recomendaciones eran: «Esta vacuna debe ser inyectada vía intramuscular. La inyección se hará en la zona deltoides (músculo de la espalda) en los adultos, y en los cuádriceps en los niños», aconseja *Le Vidal*. La biblia de los médicos en materia de prescripciones, por ejemplo para la vacuna Engerix B o la Genhevac B Pasteur.

Los médicos que pincharon en el área del brazo terminaron por adoptar este nuevo modo de inyección para el resto de las otras vacunas (tétano, polio, etc.,). De este modo, «se puede afirmar que la campaña de información orquestada para la vacuna contra la hepatitis B cambió el modo de vacunación. Pasamos de una vacuna subcutánea a una vacuna intramuscular», explicó Daniel Lévy-Bruhl, del instituto de vigilancia sanitaria.

Con esta práctica intramuscular, el hidróxido de aluminio (uno de los coadyuvantes de la vacuna contra la hepatitis B) es introducido en lo más profundo del organismo. Y la adopción de esta técnica coincide con la aparición de los primeros casos de miofascitis macrofágica cuyos síntomas son muy parecidos a los de la fibromialgia[13].

Luego de esta campaña de vacunación contra la hepatitis B, los casos registrados de esclerosis múltiple en Alemania pasaron de 2.500 a 85.000.

La inyección subcutánea presenta un riesgo mucho más alto para el sistema nervioso que la inyección intramuscular. Esto se explica por el hecho de que el sistema nervioso central funciona con el sistema nervioso periféri-

---

13. «Alerte aux vaccins: l'aluminium accusé», *Sciences et Avenir*, noviembre 2001; *Vaccinations: les vérités indésirables*, Michel Georget, Éditions Dangles.

co, el cual se ramifica en pequeñas terminaciones nerviosas en el músculo. De esta manera, con una inyección intramuscular, los riesgos en cuanto a posibles daños del sistema nervioso central, responsable del movimiento (contracciones musculares) se multiplican.

¿Esta forma de vacunar podría explicar el brusco aumento de los casos de mialgia, de artralgia y de miopatía que tantos pacientes padecen desde hace quince años y que los médicos enfrentan cada día en sus consultorios? Una colega, muy consciente de este riesgo me decía: «Yo sólo inyecto vacunas vía subcutánea».

La eficacia de las vacunas

Ninguna vacuna puede protegernos de los gérmenes patógenos ya que es nuestro propio organismo el que los fabrica. Veamos el siguiente ejemplo:

Una mujer se entera de que tiene cáncer de pecho. Su madre, su prima y su mejor amiga murieron por la misma causa. Para ella, la palabra «cáncer» es sinónimo de sufrimiento y muerte. Ella tiene miedo de morir; ahora duerme y piensa continuamente. Este temor la mantiene en simpaticonía, lo cual hace que su circulación sanguínea se mantenga elevada y que su respiración sea superficial. El cerebro, que es el órgano de adaptación, intervendrá con una solución biológica de sobrevivencia.

Esta solución consistirá en ordenarle a las células pulmonares la fabricación de un tejido alveolar especial con la capacidad de absorber más oxígeno que el habitual con el fin de aumentar la capacidad respiratoria de esta mujer. Estas células pueden reagruparse para formar uno o varios tumorcitos llamados adenocarcicomas alveolares o cáncer de pulmón. En la radiografía, estos tumores presentarán una opacidad, que es lo que se conoce como manchas blancas en el pulmón.

Si esta persona logra superar el temor que tiene frente a la muerte, pasará luego a parasimpaticonía (fase de recuperación). Conciliará mejor el sueño y respirará más profundo. Sus pulmones no necesitarán más de esas células especiales, su cerebro intervendrá de nuevo con una solución biológica. Hará un llamado a las microzimas (de las que hablaba el profesor Béchamp) que van a transformarse en micobacterias (bacilos de la tuberculosis) y activarse para disgregar esos tumores a fin de que sean eliminados por los macrófagos (glóbulos blancos).

Una parte de esta eliminación será garantizada por la linfa y otra por las expectoraciones (escupitajos), ricos en mucosidades (por el gran número de glóbulos blancos), que pudieran contener nervios de sangre (disgregación del tumor). Es lo que se llama tuberculosis. La tuberculosis (natural) está garantizada por gérmenes autógenos y pertenece a la fase de recuperación o parasimpaticonía.

Con el enfoque de Pasteur, que considera que todos los gérmenes (excepto los saprófitos) provienen de la contaminación, se dedujo que la tuberculosis era una enfermedad que se podía contraer y, a partir de allí, se descubrió una vacuna para protegerse de ella: la BCG (bacilo de Calmette-Guérin). Esta vacuna no tiene efectos inmunizantes (no se puede inmunizar contra los gérmenes que producimos), pero puede provocar formas particulares de tuberculosis; ello se explica por el hecho de que el bacilo cultivado en un medio biloso adquiere propiedades nuevas en el medio humano.

En un estudio realizado en el sur de India en 260.000 niños y publicado por la Organización Mundial de la Salud en 1997, se demostró que en las regiones donde se desarrollaba esta campaña de vacunación había, once años más tarde, más casos de tuberculosis que al principio, afirmó Gerhard Buchwald, un médico alemán. Además, los efectos secundarios eran tan negativos que después, la responsabilidad de la vacuna en Alemania en caso de secuelas repercutía en el médico prescriptor. Con este estudio el especialista concluyó que el mejor remedio contra la tuberculosis era la higiene (incluyendo la alimentaria), la mejoría del hábitat y la supresión de la promiscuidad[14].

Según las asociaciones que militan por la libre elección con respecto a las vacunas, números médicos denuncian la frecuencia de los problemas respiratorios que se observan en los niños vacunados con la BCG. Esto podría

---

14. Tomado de las cartas de Jacques Daudon por la libertad de las vacunas, julio de 2002.

explicarse por los efectos inmunodepresores de la vacuna en los niños cuyas defensas inmunitarias ya son confiables[15].

Si las vacunas no pueden inmunizarnos contra los gérmenes autógenos ¿qué hay con respecto a los gérmenes externos?

Veamos un descubrimiento interesante que nos entrega William F. Koch, científico de renombre mundial en el campo de la investigación del cáncer y el virus:

La cápsula proteica del virus posee poderes antihigiénicos que producen reacciones inmunológicas específicas así como reacciones serológicas. Es la parte que se convierte en una vacuna utilizada para provocar reacciones inmunológicas en el paciente.

No existen reacciones inmunológicas en la parte de nucleoproteína a menos que sea la parte que provoca la patología.

Las vacunas contra un virus específico no inmunizan contra la nucleoproteína que es el verdadero patógeno, especialmente después de que ha penetrado y se ha integrado en la célula anfitriona, por lo tanto, hablar de curación es una pérdida de tiempo.

Después de saber sobre la estructura de las vacunas, las estadísticas parecen lógicas cuando muestran que los casos de parálisis motivados a la polio aumentan tanto del punto de vista de la frecuencia como del punto de vista de la mortalidad por el uso de una vacuna[16].

Si retomamos las propuestas del profesor Koch, nos dice que el virus posee una cápsula (equivalente a una membrana protectora) y una nucleoproteína, es decir uno o dos filamentos de ADN o de ARN. La membrana protectora posee poderes antihigiénicos, y es, por lo tanto, esta parte la que se utiliza en las vacunas que activan en el organismo la aparición de anticuerpos. Sin embargo, no es la membrana la que produce la enfermedad, es la nucleoproteína. En consecuencia, no se pueden formar anticuerpos contra esta nucleoproteína.

---

15. *Prescrire*, diciembre 1988.
16. William F. Koch, «Introduction à la thérapie radicale», *Journal of the American Association for Medico-Physical Research*, 1961.

Cuando recibimos una vacuna que contiene un virus «atenuado» o «aniquilado» nuestro cuerpo desarrolla anticuerpos que van a fijarse en su membrana para neutralizar este virus. Si la nucleoproteína se libera, va a alojarse en nuestras células. El virus no puede producirse de esta manera. Es allí cuando el sistema inmunitario interviene para deshacerse de ese intruso. Un individuo en buen estado de salud puede muy bien defenderse, pero en el caso de las personas afectadas por alguna patología o por múltiples vacunaciones, el virus puede ganar terreno y desarrollar la enfermedad en el organismo.

A continuación veamos la declaración de un eminente pediatra americano, el Dr. Robert S. Mendelson, apoyado por sus colegas.

La vacuna fue introducida de una manera tan hábil y tan rápida que la mayoría de los padres creen que ella es el milagro que hará desaparecer muchas enfermedades aberrantes del pasado. Yo incluso utilicé las vacunas en el primer año de mi práctica. Luego me convertí en un oponente arisco de la vacunación de masas debido a los peligros que ellas representan. El tema es tan vasto y complejo que se podría escribir un libro entero. Yo sólo puedo decirles la conclusión a la que he llegado: la vacuna representa por su inutilidad la más grande amenaza para la salud de los niños[17].

La naturaleza ha dotado a los seres humanos de un sistema de defensa natural.

PARA CONCLUIR, RECORDEMOS LOS PUNTOS SIGUIENTES:

> Para conservar el sistema de defensa sano (sistema linfático), se debe tomar en cuenta que hay que hacer ejercicio todos los días recordando que, contrariamente a la circulación sanguínea, la circulación linfática se produce gracias al movimiento. No hay necesidad de practicar un

---

17. *Comment faire pour élever un enfant en bonne santé malgré votre médecin*, Contemporary Publishing Company, 1987.

deporte en particular. Diez minutos en movimiento al ir de compras, un paseo a pie de veinte minutos caminando a un buen paso o bailar todos los días favorecen esta circulación, y por ende, ayuda a la eliminación de los desechos del metabolismo.

> Los gérmenes no son nuestros enemigos. Las bacterias de nuestra boca no deben ser destruidas, ellas participan, como todos los gérmenes a la transformación de la materia. Nuestro cuerpo fue concebido con un sistema autolimpiante aceptado por las bacterias. De este modo, ellas eliminan los restos de alimentos en nuestros dientes. La higiene dental fue adoptada porque el consumo de alimentos transformados dejaba más residuos alrededor de nuestros dientes. Una buena higiene dental es suficiente.

> Sólo los gérmenes que son extraños al organismo pueden causar daño en nuestra salud. Las vacunas no son más que gérmenes extraños.

> La mejor protección que se le puede dar a un recién nacido se encuentra en la leche materna, puesto que no sólo es un alimento completo que contiene todos los elementos necesarios para su crecimiento, sino que contiene anticuerpos maternales (las inmunoglobulinas) que protegen al lactante de gérmenes extraños con los que puede entrar en contacto. Ninguna otra leche, incluso aquellas llamadas maternizadas, pueden procurar tal inmunidad al niño. Además, esta inmunidad no conlleva a ningún riesgo o efecto secundario a corto, mediano o largo plazo.

> La mejor protección que se le puede ofrecer a nuestros niños es brindarles una alimentación sana, ofrecerles condiciones de vida que le permitan desarrollarse o realizarse, hacerlos sentir amados, apoyados, motivados y protegerlos de cualquier tipo de contaminación, incluyendo la contaminación de las vacunas. Esta higiene de vida ofrece las mejores garantías de una buena salud.

> ¿Cómo prevenir los gérmenes extraños cuando viajamos? Se trata más bien de estar pendientes del agua y los alimentos que consumimos, de mantener un terreno físico y psíquico sano y de recordarse que la protección inmunológica propuesta (vacunas) algunas veces puede ser más arriesgada que la infección que podríamos contraer.

> Los coadyuvantes contenidos en las vacunas agreden nuestro sistema de defensa y pueden crear con el tiempo desórdenes en nuestro organismo bajo la forma de enfermedades auto inmunes u otras patologías.

> Las vacunas subcutáneas presentan menos riesgos que las vacunas intramusculares, ya que el tejido muscular puede irritarse por todas las ramificaciones del sistema periférico que en él se encuentran, los cuales tienen como finalidad transmitir las informaciones al cerebro, órgano de defensa. En caso obligatorio de recibir una vacuna, lo mejor es que se haga vía subcutánea.

> Con respecto a los antibióticos, recordemos que para una infección con gérmenes autógenos (por ejemplo una infección urinaria o una cistitis), no es necesario destruir todos los gérmenes; reducir su cantidad provocará el confort necesario que le permitirá efectuar el trabajo de eliminación de las células vulneradas. De esta manera se puede evitar la sobredosis de antibióticos. Cuando la infección vuelve a aparecer, no es porque no se completó el tratamiento sino porque la causa que da lugar a esta perturbación en nuestro cuerpo no fue suprimida.

> Veamos un ejemplo. Hace unos años tuve una cistitis. El doctor que consulté insistió en que tomara completamente la posología de antibióticos que me ha había prescrito. Sólo me tomé seis comprimidos durante tres días y luego no seguí. Entendí la causa de la infección: me sentía invadida por la presencia de una persona que vino a pasar el invierno conmigo. Busqué una solución a esta sensación. Me curé de la cistitis y no me volvió a dar. Devolví en la farmacia el resto de los comprimidos.

> En las infecciones producidas por los gérmenes heterogéneos, en general nuestro sistema de defensa actúa al eliminar al intruso a través del vómito, la fiebre o la diarrea. Cuando la infección perdura, pudiera ser inteligente recurrir a los antibióticos, pero sólo si se trata de bacterias, puesto que estos productos son inútiles para las infecciones virales o parasitarias, que es el caso de la mayoría de las contaminaciones.

Capítulo 3

Comprender lo que son los tumores

*Los métodos materialistas actuales nunca podrán erradicar
o curar la enfermedad por la simple razón
de que su origen no es material*

DR. EDWARD BACH

Cuando de tumores se trata, las personas no vinculadas con la medicina no entienden estrictamente nada de la jerga médica. Términos como lipoma, adenoma, melanoma, adenocarcinoma, sarcoma, neurinoma, seminoma, corioepitelioma o glioma, para la mayoría de ellas, se resumen en una sola palabra: TUMOR, como sinónimo de CÁNCER, lo que para ellas significa: es grave, es peligroso, podemos morir.

El segundo término que la gente conoce y que los aterroriza es METÁS-TASIS, que a su entender significa una propagación del cáncer a otro órgano, extensión.

Una amiga me contaba que cada vez que iba a París se impresionaba de la complejidad del aeropuerto Charles de Gaulle. Ella me decía: «La última vez que viajé a París busqué un mapa del aeropuerto y me paseé de un terminal al otro. En la actualidad ese aeropuerto ya no me impresiona y ya no tengo miedo de perderme».

Lo que no conocemos y que nos parece amenazante nos produce miedo. En ocasiones basta con comprender tal o cual situación para que el temor desaparezca. Al conocer mejor a los tumores —lo que son y lo que no son—, estaremos más dispuestos a eliminar los miedos y temores que en nosotros producen y la repercusión que pudieran generar.

¿QUÉ SON LOS TUMORES?

El término «tumor» viene del latín *tumere* y significa «hincharse». El tumor o **neoplasia**, es definido por la medicina como una proliferación celular excesiva que ya no responde a los mecanismos de regulación normales, la cual desemboca en una neoformación de tejidos, que se parece más o menos a un tejido normal con tendencia a persistir y a incrementarse.

Un desarrollo neoplásico puede producirse en cualquier tipo de tejido y conllevar a una disfunción de los órganos afectados, dañar el organismo e incluso producir la muerte. Los tumores pueden aparecer en todos ser seres vivos, incluyendo las plantas.

En medicina, los tumores se distinguen en benignos y malignos, y se describen de la forma siguiente:

Tumores benignos: son los tumores bien diferenciados, con parecido al tejido normal, de lento crecimiento y cuyo desarrollo es estrictamente local. Estos tumores no producen metástasis y no tienen tendencia a aparecer luego de una ablación. Ellos pueden, sin embargo, y según su ubicación (por ejemplo en el cerebro), generar complicaciones mecánicas o metabólicas.

Tumores malignos (cáncer). Son tumores mal delimitados, con contornos irregulares que invaden los tejidos adyacentes y cuyas células son anormales con respecto a las células normales. Ellos pueden recidivar luego de un tratamiento y producir metástasis.

No obstante, existen excepciones en estas características generales habituales. Algunos tumores benignos son mal delimitados (la fibromatosis desmoide), mientras que algunos tumores malignos son bien delimitados (el adenocarcinoma de riñón). Otros tumores malignos pueden ser bien diferenciados, como el adenocarcinoma vesicular de la tiroides. Algunos tumores malignos son de malignidad local, tal como el carcinoma basocelular.

En general, los criterios utilizados para diferenciar los tumores benignos de los tumores malignos son vastos, sin embargo existen excepciones o en algunos casos el único criterio absoluto es la existencia de metástasis.

CLASIFICACIÓN DE LOS TUMORES

Los tumores se clasifican de acuerdo al tejido en el cual se desarrollan. Un tejido está constituido por células semejantes cuyo origen es embrionario (es decir, que proviene del endodermo, del mesodermo o del ectodermo) y juntos asumen un rol específico.

Nuestro cuerpo está compuesto por cuatro grupos de tejidos:

- El tejido epitelial.
- El tejido conjuntivo.
- El tejido muscular.
- El tejido nervioso.

Cada uno de nuestros órganos es una réplica del organismo entero, en este sentido, debe poder respirar, ser alimentado, evacuar los restos celulares y garantizar actividades particulares; esta es la razón por la cual cada uno de nuestros órganos está constituido por varios tejidos. Por lo tanto, de acuerdo al tejido afectado, se podrá encontrar en un órgano un tumor en lugar de otro.

El tejido epitelial

Es un tejido constituido por células superpuestas unas a otras (en una o varias capas), con muy pocas membranas extracelulares.

Este tejido forma:

- Los epitelios de revestimiento.
- Los epitelios glandulares.

Los epitelios de revestimiento

El tejido epitelial de revestimiento proviene del ectodermo. Se encuentra en la corteza cerebral. Constituye la parte superior de nuestra piel, es decir, la epidermis que se encuentra sobre la dermis, la cual es un tejido conjuntivo.

En el interior de nuestro cuerpo, este tejido hecho de una capa de células llamadas membranas epiteliales, cubre el interior de nuestros órganos huecos como el estómago. Esta membrana epitelial reposa sobre una capa de tejido conjuntivo llamada *lamina propia*, o también corión. Esta membrana, junto con la capa de tejido conjuntivo (corión) que la sostiene, es lo que nosotros llamamos «piel» interna. El corión es el equivalente de la dermis.

Desde un punto de vista del terreno psíquico favorable al desarrollo de un tumor en ese tejido, se buscará del lado racional, es decir, nuestras relaciones con nuestro entorno.

Los epitelios de revestimiento desempeñan un rol de protección, de regulación y de absorción. Esta piel interna, la cual es la unión de dos tejidos, forma un tejido conjuntivo cubierto de un tejido epitelial compuesto por:

- Las mucosas
- Las serosas

Las **mucosas** protegen las paredes de los órganos huecos (la boca, el esófago, el estómago y el intestino) que desembocan en el exterior, las cavidades corporales (las trompas de Falopio, la vejiga, la vagina, las orejas) que se abren al exterior, y los canales (venas, arterias, vías respiratorias, fosas nasales, tráquea, bronquios). Además, las mucosas segregan un moco que previene el endurecimiento de las membranas.

Las serosas envuelven los órganos más vulnerables de nuestro cuerpo tales como el cerebro, los pulmones y el corazón. Están constituidas de un simple epitelio pavimentoso (mesotelio) y de dos láminas, una visceral y otra parietal puestas sobre el corión.

- Las **meninges** (tres láminas) envuelven el cerebro y la médula espinal.

- La **pleura** (dos láminas) protegen los pulmones.
- El **peritoneo** (dos láminas) envuelve las vísceras abdominales (hígado estómago, intestinos, páncreas).
- El **pericardio** (dos láminas) protegen el corazón.
- El **tímpano** (una lámina) se encuentra en el fondo del conducto auditivo externo.
- Se llaman también membranas las tres túnicas que envuelven al ojo.
- En los hombres, una membrana llamada **vaginal testicular** rodea los testículos.

Una mucosidad entre las dos láminas facilita el movimiento entre ellos. En caso de inflamación, este líquido aumenta para distribuir el líquido pleural (pleura), el derrame pericárdico (pericardio), el líquido de ascitis (peritoneo) o el líquido hidrocele (escroto del testículo).

Los epitelios de revestimiento que cubren el interior de nuestros vasos sanguíneos (venas, arterias) son llamados endotelios y se componen por sí mismos de tres partes o túnicas: la íntima, la media y la adventicia. Este endotelio (adicional a la capa subendotelial hecha del tejido conjuntivo) toma el nombre de **endocardio** para el corazón.

TUMORES DEL TEJIDO EPITELIAL DE REVESTIMIENTO

La epidermis

Tumores benignos: **verruga, nevo (lunares)**[1]
Los tumores que se encuentran en los epitelios de revestimiento de las cavidades circulatorias son tumores vasculares que provienen del tejido conjuntivo, tales como los angiomas. Es por ello que se habla de **angioendotelioma** o **hemagioendotelioma kaposiforme**.

---

1. Las verrugas y los lunares aparecen en la epidermis pero su origen se encuentra en la dermis, es decir, en un tejido conjuntivo.

Tumores malignos:
- **Carcinoma, o epiteliomas basocelulares**: relativos a las células basales (de base) de la epidermis:
- **Carcinoma o epiteliomas espinocelular**: relativos a las células queratinocitos (ellas producen la queratina que contribuye a la impermeabilidad de la piel; están muy presenten en los vellos, el cabello y las uñas).

Las mucosas

Tumores benignos: pólipo, candiloma, papiloma.
Tumores malignos: carcinoma o carcinoma epidermoide, un tumor ulcerativo.

Las serosas

Tumores mesotelioma[2]

Los epitelios glandulares

El tejido epitelial glandular proviene del endodermo, se encuentra en el tronco cerebral.

Desde un punto de vista del terreno psíquico favorable al desarrollo de un tumor en ese tejido, se buscará el lado de nuestras dificultades a adaptarnos a una situación.

Los epitelios glandulares segregan sustancias que buscan adaptar continuamente al organismo con el fin de mantener la homeostasis en nuestro cuerpo. Ellos comprenden:

- **Las glándulas exocrinas** (cuyo producto es liberado en el exterior por un canal excretor): las glándulas sudoríficas, sebáceas, mamarias, la-

---

2. Un mesiotelioma puede ser considerado como benigno o maligno según las características presentes.

crimales, salivales, las vesículas seminales, la próstata, las glándulas de Brünner, las glándulas de Bartholin y la glándula de Skene;

- **Las glándulas endocrinas** (cuyas secreciones son liberadas en la circulación sanguínea): la hipófisis, la tiroides, la paratiroides, las suprarrenales, el páncreas y las gónadas (ovarios y testículos);
- **Las glándulas anficrinas** (cuyo producto es liberado al mismo tiempo en el exterior y en la circulación sanguínea): el hígado, el páncreas, los ovarios y los testículos.

TUMORES DEL TEJIDO EPITELIAL GLANDULAR

Tumores benignos: nódulo, adenoma.

Tumores malignos: adenocarcinoma, un tumor compacto contrario al carcinoma que es un tumor ulcerativo.

El tejido conjuntivo

El tejido conjuntivo está compuesto por un mesodermo primitivo (dermis, corión), ubicado en el cerebelo, y por un mesodermo nuevo (tejido de apoyo) que se encuentra en la médula del cerebro.

Desde un punto de vista del terreno psíquico favorable al desarrollo de un tumor en un tejido, se buscarán, con respecto al mesodermo primitivo, emociones ligadas con amenazas (tumor de corión) al incumplimiento e incluso a un lunar (melanoma); y para el mesodermo nuevo, emociones relacionadas con los intercambios (lo que doy, lo que recibo), las acciones que hacemos, la consideración que acordamos o que obtenemos de otros, nuestra flexibilidad frente a las situaciones que vivimos y nuestra capacidad de defendernos contra las agresiones de nuestro medio o a proteger lo que nos apasiona.

El tejido conjuntivo se diferencia del tejido epitelial por el hecho de que sus células están separadas por la matriz extracelular, contrariamente a los epitelios o a las células yuxtapuestas.

Constituye los dos tercios del volumen de los tejidos del cuerpo. Asume funciones de sostén (los huesos), de protección (melanina y membranas fibrosas que rodea los músculos: aponeurosis o fascia), de **movimientos** (músculos, articulaciones, tendones, cartílagos, ligamentos) y de **llenado** (grasa). Garantiza la **flexibilidad** (extensión y contracción muscular), la **elasticidad** de la piel, de los músculos y de los tejidos fibrosos elásticos (útero, endocérvix, vagina), y en fin, participa en el crecimiento (nutrición de las células, vasos sanguíneos, sangre, linfa) y a la defensa del organismo (glóbulos blancos, anticuerpos).

TUMORES DEL TIPO CONJUNTIVO

Tumores benignos:
- Tejido conjuntivo óseo: osteoma.
- Tejido conjuntivo fibrocítico: fibroma.
- Tejido conjuntivo del hígado: hepatoma.
- Tejido conjuntivo adiposo (grasa): lipoma.
- Tejido conjuntivo mal definido, produce células histiocitarias que contienen fibras de colágeno: histiocitofibroma.
- Tejido conjuntivo de los cartílagos: condroma.
- Tumores de los vasos sanguíneos: hemangioma.
- Tumores de los vasos linfáticos: linfagioma.

Sarcomas:
- En los huesos: osteosarcoma.
- En los músculos: miosarcoma.
- En los cartílagos: condrosarcoma.
- En el corión: sarcoma del corión citógeno.
- En los vasos sanguíneos: angiosarcoma.
- En los músculos estirados: rabdomiosarcoma
- En los músculos alisados: leiomiosarcoma.
- En los tejidos blandos: sarcoma de Kaposi.
- En los tejidos neuroectodermicos: sarcoma de Edwing.

En medicina clásica, se considera un sarcoma como un tumor maligno, basándose en la definición dada al cáncer, es decir, una proliferación de las células atípicas.

El doctor Ryke Geerd Hamer demostró que la fase activa de un cáncer y su fase de recuperación pueden ser diferentes de un tejido a otro. De esta manera, en un tejido adenoide (tejido epistelial glandular) que se encuentra en el tronco cerebral en fase activa se produce una multiplicación celular que conlleva a un tumor compacto, mientras que en la fase de recuperación se produce una reducción de este tumor por las bacterias autógenas.

En un tejido conjuntivo blando, en fase activa existe una multiplicación celular compacta (por ejemplo un tumor del corión) y en fase de recuperación existe una reducción de este tumor por las bacterias con enquistamiento o derrame (líquido de ascitis, pleural o pericardio).

En un tejido conjuntivo firme, existe una destrucción celular (muerte de las células) que produce huecos, necrosis, y en la fase de recuperación se produce un llenado de esos huecos con el material conjuntivo que provoca un brote cicatrizal en el tejido afectado. Este fenómeno es bien conocido en la hiperplasia compensatoria de un órgano (cicatriz) luego de una cirugía donde hay una proliferación de células. La diferencia proviene sin duda del hecho que en la hiperplasia existe una proliferación de células llamadas normales, mientras que en un sarcoma ellas son consideradas anormales.

Falta saber qué es normal y qué no lo es en un proceso de recuperación. Toda interrogante con respecto a los tumores benignos o malignos queda en este concepto de células normales y anormales (inhabituales o atípicas).

El cáncer en los huesos sería por lo tanto la destrucción celular del tejido óseo por la muerte de las células óseas (osteólisis) que hace que los huesos se vuelvan frágiles y quebradizos. La medicina oficial reconoce el sarcoma (hiperplasia atípica de un tejido conjuntivo o brote cicatrizal) como un cáncer primario de los huesos, pero el diagnóstico de un cáncer metastásico de los huesos se produce después de una observación de osteólisis en las radiografías de los huesos del paciente afectado y de una fragilidad de sus huesos. En alguna parte hay una contradicción. A menos que se acepte que el cáncer de los huesos evoluciona de la multiplicación celular (cáncer primario) a la división celular (cáncer secundario).

Un osteosarcoma puede deberse a un accidente donde el hueso se rompió, se fracturó, o a un cáncer de los huesos pasado por desapercibido. La fase de recuperación de un hueso, particularmente cuando hay osteoporosis, figura como una de las afecciones más dolorosas, ya que la acompañan punzadas y una inflamación de los huesos afectados, llamada **reumatismo inflamatorio.** A lo largo de esta fase de recuperación, la médula ósea puede ser requerida para regenerar los huesos, dando lugar a un aumento de la hematopoyesis de células sanguíneas jóvenes (presencia de blastos en un frotis sanguíneo de la persona afectada), también llamado leucemia mieloblástica o fase leucémica.

Puede ser importante conocer la diferencia entre la leucemia mieloblástica y la leucemia linfoblástica. La **leucemia mieloblástica**, o leucosa, es lo que comúnmente se conoce como cáncer de sangre, y que tiene que ver con las células producidas por la médula ósea que pueden ser requeridas en una fase de recuperación. Con respecto a la **leucemia linfoblástica**, tiene que ver con las células de los tejidos linfoides. De forma que, una leucemia aguda linfoblástica y un linfoma linfoblástico con invasión celular no tienen diferencia y son tratados de la misma manera.

En el plano psicosomático, la leucemia linfoblástica se parece al linfoma, es decir, que se tiene la impresión de llevar un combate sin salida.

Tumores benignos mixtos:
- **Adenofibroma**: resulta de la proliferación simultánea de un tejido glandular (epitelial) y de un tejido fibroso (conjuntivo).
- **Adenomioma**: resulta de la proliferación simultánea de un tejido glandular (epitelial) y de un tejido muscular liso (conjuntivo).

Tumores malignos
- En la dermis: **melanoma.**
- En un órgano linfático: **linfoma.**
- En la médula de los huesos: **mieloma.**

Al hablar de los tejidos, con frecuencia se hace referencia al **mesénquima o estroma**, en oposición al **parénquima**. El mesénquima es aquel que da la forma a un órgano y lo mantiene en su lugar, por lo tanto, es un tejido conjuntivo; el parénquima corresponde a la parte funcional del órgano compuesto por un epitelio glandular, por lo tanto, es un tejido epitelial.

De esta manera, se entenderá que en todos los órganos, cuando un tumor maligno toca un tejido epitelial (de revestimiento), se utiliza la palabra (**carcinoma**). Si afecta la parte funcional de una glándula (parénquima), es decir, la parte que contiene las células secretoras, se hablará de **adenocarcinoma**.

Cuando un tumor se desarrolla en un tejido de apoyo de una glándula o de un órgano, se utiliza con frecuencia el comienzo del nombre del órgano al cual se le agrega el sufijo *oma*, para describir este tumor que es benigno. Veamos unos ejemplos, un hepatoma es un tumor hepático benigno, debido a que toca el tejido de sostén del hígado. Un carcinoma hepatocelular es un tumor del tejido epitelial que cubre el interior de los vasos sanguíneos en el hígado, donde el sistema porta es el que une dos redes de capilares del mismo tipo, o donde la vena porta es la que conduce la sangre del intestino delgado hacia el hígado, en el que vuelve a salir luego de un tratamiento por la vena subhepática. En resumidas cuentas, un adenocarcinoma del hígado es un tumor maligno, a menudo el más secundario o metastásico que toca su parte funcional o glandular (el parénquima).

En cuanto al sufijo —*blastome*, hace referencia a la palabra «blasto». Todas las células de nuestro cuerpo se originan en tres láminas embrionarias, que son endodermo, el mesodermo y el ectodermo. Las células de estos primeros linajes son llamados blastos: endoblastos por las células provenientes del endodermo, mesoblastos por las células del mesodermo y ectoblastos por las células del ectodermo.

Cuando el cuerpo se ve en la necesidad de reparar un tejido a profundidad, puede hacer un llamado a las células de base. Por ejemplo, en el caso de una recuperación de un cáncer de hueso, se observará en un frotis sanguíneo o de médula ósea una proliferación de estas células jóvenes o precursoras de las células habituales. En medicina, esta presencia de blastos en un tejido es un signo de proliferación y de interrupción de diferenciación de estos primeros linajes y es considerado como un cáncer.

Es muy importante distinguir una fase de recuperación celular de una mutación de un genoma por acumulación de modificaciones genéticas adquiridas en el ADN de la célula. En la fase de recuperación, la evolución se hace hacia la normotonía, es decir que la presencia de estos blastos será temporal —el tiempo de la recuperación del tejido—. En el caso de una mutación del genoma, existe una desorganización o explosión cromosómica que hace que las células embrionarias se encuentren bloqueadas en sus posibilidades de desarrollarse con normalidad.

De esta manera, un blastoma puede pertenecer a una fase de recuperación y ser considerado un tumor benigno, pero si proviene de una modificación del genoma por mutágenos, el término «cáncer» es apropiado[3]. Los blastomas son tumores presentes sobre todo en los niños pequeños[4].

TUMORES QUÍSTICOS

Son tumores del tejido epitelial que casi siempre son benignos. La mayor parte del tiempo son soluciones biológicas a un traumatismo.

Veamos un ejemplo. Un hombre se va de vacaciones a la playa. Se baña a pesar de que hay un fuerte corriente mar adentro. De repente, se da cuenta que no puede regresar a la orilla, se siente agotado y corre el riesgo de ahogarse. Se salva de casualidad.

Este hombre ha vivido un momento de gran estrés. Más adelante, sueña que se está ahogando.

Este choque vivido, y ampliado por sus sueños, lo llevan a desarrollar un cáncer necrótico del parénquima renal (cáncer de riñón) —producto de una necrosis—. Unos años más tarde, su hija finalmente lo convence para tomar unas vacaciones en el mar. Esta vez escoge una bahía donde las olas son

---

3. Los mutágenos serán explicados un poco más adelante en este capítulo.
4. Se puede volver a leer en el capítulo precedente la historia de Alexander Horwin, afectado de una meduloblastoma.

suaves y se revientan en la orilla, por lo tanto, no hay peligro. Este hombre encuentra de nuevo el placer de bañarse en el océano. Su conflicto «mar es igual apeligro» se arregló. Pasa a la fase de recuperación (en su caso restablecimiento) y desarrolla un quiste renal grueso debido a una proliferación celular. El quiste se solidifica para normalizar el tejido renal y poder filtrar más sangre eliminando una mayor cantidad de orina.

El tejido muscular

Este tejido es una mezcla de tejido conjuntivo, ya que está constituido por fibras elásticas con estructura prolongada y cilíndrica, y por tejidos nerviosos, ya que es un tejido irritable contrario a los tejidos conjuntivos y epiteliales que no lo son. Garantiza al cuerpo sus movimientos, flexibilidad y su fuerza.

Existen dos tipos de tejidos musculares: los tejidos estriados de movimientos voluntarios y los músculos lisos de movimientos involuntarios.

Desde un punto de vista del terreno psíquico favorable al desarrollo de un tumor en ese tejido, se buscará, en lo que respecta las músculos estriados, las emociones ligadas al esfuerzo que se hace para salir adelante, para ser apreciado, reconocido.

Tumores benignos:
- Tejido conjuntivo muscular estriado: rabdomioma verdadero;
- Tejido conjuntivo muscular liso: **leiomioma** (por ejemplo el leiomio uterino, llamado sin razón fibroma uterino);

El tejido nervioso

El tejido nervioso está compuesto por dos tipos de células: las neuronas y las células gliales. Proviene del ectodermo y se origina en la corteza.

Desde un punto de vista del terreno psíquico favorable al desarrollo de un tumor en este tejido, se buscará el lado de las preocupaciones intensas del pensamiento (inquietudes crónicas, búsqueda de soluciones, culpabilidad, lamentos).

Las neuronas sirven para convertir un estímulo en corrientes eléctricos y a trasmitirlas a otras neuronas, músculos o glándulas. Las glándulas gliales, contrarias a la mayoría de las neuronas, pueden dividirse siguiendo un proceso de mitosis. Ellas desempeñan muchas funciones entre ellas, el sostén, la regulación del pH, la formación de la vaina mielínica, la participación en el metabolismo de los neurotransmisores, el mantenimiento del equilibrio químico y las defensas inmunitarias.

Tumores benignos: **ependioma, schwannome (o neurilemmoma), meningioma, neurinoma, neurofibroma, craniofaringioma, glioma.**
Tumores malignos[5]: **Blastoma, meduloblastoma, astrocitoma.**

Luego de este breve vistazo de los tejidos, podemos constatar que la mayoría de los tumores son benignos y que los tumores malignos, conocidos como cáncer se limitan a los siguientes:

- Carcinoma en un tejido epitelial (epitelioma).
- Adenocarcicoma en un tejido glandular.
- Melanoma en un tejido conjuntivo de sostén.
- Linfoma y mieloma en un tejido conjuntivo vascular.
- Blastoma en los tejidos epiteliales, conjuntivos o nerviosos.
- Astrocitoma en el tejido nervioso.

EL DESARROLLO DE LOS TUMORES

El desarrollo de los tumores no es un fenómeno reciente. Hipócrates, en la edad antigua, ya relataba dos tipos: *carcinos* (que se convirtió en carcinoma) para describir un tumor ulcerativo, y *skirros* para designar los tumores de consistencia dura, debido al predominio de esclerosis con retracción de teji-

---

5. Los blastomas y los astrocitomas pueden ser benignos o malignos según la causa que los originó.

do. La palabra «cáncer», se le atribuye a Celsius (28 a.C.-50 d.C.), un médico romano que habría traducido la palabra griega *carcinos*.

Sin embargo, existe una diferencia entre un tumor —canceroso— y el cáncer. Cuando Hipócrates hablaba de tumor no hacía alusión a la enfermedad que nosotros conocemos como cáncer. Una persona que resulte seropositiva en el examen del VIH no tiene la enfermedad llamada sida, puede desarrollarla. Ocurre lo mismo con las células llamadas cancerosas: no es cáncer, pero puede aparecer.

¿Qué puede hacer evolucionar un tumor en cáncer?

Esta interrogante ha mantenido ocupado a los investigadores del mundo entero durante años.

Una enfermedad crónica

Para algunos, el cáncer es una enfermedad crónica ligada a un modo de vida que favorece su desarrollo, como el hecho de fumar y de no alimentarse.

Una enfermedad genética

Para otros, el cáncer es una enfermedad genética que sería el desenlace de mutaciones en un largo período.

Las sustancias cancerígenas

Para otros, todavía, el cáncer se debe a sustancias cancerígenas, es decir, sustancias que tienen la propiedad de producir cáncer en las células de ciertos tejidos. Veamos algunos ejemplos:

* Fumar cigarrillos (contendría cuarenta sustancias cancerígenas).
* El benzopireno en las carnes ahumadas.
* El amianto (cáncer de pleura y de los pulmones).

- El monocloruro de vinilo y el benceno.
- Los hidrocarburos aromáticos policíclicos.
- Los éteres de glicol (presentes en las pinturas de uñas, los pegamentos, las pinturas).
- Los herbicidas y pesticidas.
- Los abonos a base de nitrato.
- Los citostáticos utilizados en quimioterapia.

Los mutágenos

Hay investigadores que creen que el cáncer sería causado por mutágenos, es decir, agentes que cambian el genoma del ADN de un organismo y que elevan de esta manera el número de mutaciones genéticas por encima del índice natural. Ciertos especialistas creen que un porcentaje (5 a 10%) de estas mutaciones genéticas son hereditarias.

Aunque los mutágenos no conducen necesariamente a un cáncer, ellos constituyen una primera etapa hacia esta enfermedad. En general, ellos provienen de las fuentes siguientes:

- Ciertas sustancias químicas: el benzopireno (inhalaciones de cigarros), los disolventes como el diclorometano y el triclorotileno, sin olvidar los citostáticos utilizados en los tratamientos de quimioterapia;
- Los desechos radioactivos;
- Los alimentos OGM (Organismos genéticamente modificados);
- La enzima TDT (*terminal deoxynucleotide transferase*) contenida en ciertas vacunas;
- Las radiaciones: los rayos ultravioletas (UVA y UVB, sobre todo en el caso de una exposición exagerada al sol), los rayos X, la radioactividad y las radiaciones ionizantes utilizadas en radioterapia;

Veamos lo que se dice sobre la radioterapia:

La radioterapia destruye las células cancerígenas irradiándolas y modificando el patrimonio genético de las células, los impedimentos para desarrollarse. La dosis dada debe provocar lesiones suficientemente importantes del ADN de las células para que no puedan restablecerlas[6].

La oncogénesis

Algunos científicos afirman que el cáncer provendría de la oncogénesis. En cada individuo existirían patooncógenes[7] inactivos durante el desarrollo del embrión. Estos patooncógenes, sometidos a agentes medioambientales (medio que sumerge la célula), tendrían la capacidad de transformarse en oncógenos celulares que nosotros llamamos C-ONC, dando lugar al crecimiento de un cáncer. Es sin duda lo que ha llevado a algunas personas a suponer que todos tenemos cáncer en estado latente, o que un cáncer puede formarse 10, 20, 30 e incluso 40 años antes de aparecer.

Los virus

Más recientemente, investigadores han atribuido ciertos cánceres a los virus, particularmente a los retrovirus, a los poliomavirus y a los papilomavirus.

Estos virus, según ellos, tienen la capacidad de introducirse en el ADN de una célula para infestarlo. Su multiplicación se produce gracias al ADN de esta célula. Sin esta integración en la célula, el virus no podría multiplicarse y estos retrovirus y papilomavirus se contraerían por contaminación.

Existen más de 200 tipos genotipos del virus del papiloma. Algunos se transmiten vía sexual e infectan las mucosas genitales, otros se transmiten por contactos cutáneos e infectan la piel.

Las manifestaciones clínicas más conocidas de la contaminación sexual son los condilomas acuminados (conocidos como «verrugas genitales», o «vegetación venérica», o «crestas de gallo»), ya descritas por Hipócrates. Pero la gravedad de esta infección es que ciertos genotipos son el factor obli-

---

6. medicinale.net. *Les traitements du cancer.*
7. Descendiente del griego *prôtos*, «primero» y oncógeno.

gatorio del cáncer del cuello del útero, descubrimiento que le hizo a Harald Zur Haussen ser merecedor del premio Nobel de psicología o medicina en 2008. Ello permite entrever, por la vacunación preventiva contra estos virus, una esperanza de erradicar algún día este tipo de cáncer[8].

Estos últimos años, se ha visto una gran propaganda a favor de la vacuna contra el virus del papiloma, responsable del cáncer del cuello uterino, sobre todo ofrecido a los adolescentes. Sin embargo, cada vez más estas vacunas son abandonadas porque son incriminadas en la enfermedad que deberían prevenir. Tal es el caso del BCG para la tuberculosis. ¿Vacunas contra el cáncer? El sueño de los laboratorios.

Hay un germen (el virus del papiloma humano), pero también existe el terreno (psíquico o físico). ¿Cuál es terreno de una mujer que desarrolla un tumor en el cuello del útero? Al interrogar a las mujeres que han padecido de células atípicas en el cuello del útero, encontraremos en casi todos los casos una profunda decepción con respecto a su compañero sexual.

Incluso yo misma desarrollé células atípicas en el cuello del útero. Tenía 27 años y trabajaba en el departamento de microbiología médica de un centro hospitalario. Un día, empecé tener pérdidas de sangre, acompañada por una importante leucorrea. Tal como se recomienda hacer, consulté a un ginecólogo que me realizó, en primer lugar, una citología. Luego de este examen, me mandó hacer una colposcopia. Más tarde me remitió a un oncólogo que a su vez me envió a cirugía por una laparoscopia[9].

Tenía el derecho a un tratamiento de crioterapia[10]. Todavía lo recuerdo. Después del nitrógeno líquido ¡sentí un calor que invadía todo mi cuerpo! Luego de este tratamiento desarrollé múltiples adherencias que me producían dolores terribles durante los períodos menstruales.

En ese momento, me dediqué por completo a la medicina. No se hablaba de la noción de terreno, y aún no había comenzado mis investigaciones so-

---

8. *Revue médicale suisse*, 2008, 4:2295-2297.
9. Examen visual de la cavidad abdominal por inyección de aire o de gas estéril e introducción de un espéculo en la cavidad distendida a través de la pared abdominal.
10. Técnica que utiliza el nitrógeno líquido para quemar a través del frío las células cancerosas.

bre las causas psicosomáticas de los malestares y las enfermedades. Fue después de varios años que descubrí el terreno que me permitió desarrollar esas células atípicas.

Durante un viaje a México me enamoré de un mexicano. Soñaba estar junto a él y lo esperé por más de un año. Cuando finalmente pude regresar a ese país, me enteré de que estaba comprometido. Para mí fue una gran decepción. Al regresar a Quebec, le escribí una carta, lo cual me permitió pasar la página de esa historia. La hemorragia apareció unas semanas después de haber enviado la carta.

Hoy en día, yo sé que en el momento en que descubrí que esa persona tenía una relación amorosa, el choque me conllevó a desarrollar un pequeño tumor ulcerativo de la mucosa de mi cuello uterino. ¿Por qué precisamente esta parte del cuerpo? Este choque tenía que ver con mi pareja sexual. El cuello del útero es el punto de apoyo de la extremidad del pene de un hombre en una relación sexual.

Este tipo de tumor puede ser un papiloma o un carcinoma. En la disgregación del tumor, el cuerpo hace un llamado a las bacterias, pero también a los virus. ¿Ello pudiera explicar el aumento de leucorrea y la presencia de esos papilomas?

¿Los chorros de sangre entre mis períodos menstruales podían corresponder al trabajo de desintegración del tumor que afectaba mi cuerpo?

Hoy en día estoy convencida que mi organismo procedía a su recuperación en el momento que consulté al médico.

Mi hija vivió una situación similar a la misma edad. Le encontraron células atípicas luego de un examen de de rutina que tuvo durante una visita al ginecólogo.

Al igual que yo, había vivido una profunda decepción amorosa cuando un hombre que ella amaba puso fin a la relación argumentando que ella era demasiado buena para él. Yo la ayudé a liberar esas emociones y aceptar que si ese hombre era el que estaba destinado para ella regresaría; de lo contrario, no era para ella. Tres semanas después de esa decepción, empezó a tener un flujo muy abundante; ella creía que era una vaginitis, lo cual la llevó a consultar al ginecólogo.

Durante el chequeo no fue más allá de la colposcopia. Comprendió y dejó su cuerpo hacer su trabajo. Todo se normalizó. En la actualidad está casada y es madre de un niño.

¿Podemos vacunar a nuestras hijas contra eventuales decepciones amorosas?

¿Cuál pudiera ser la causa de las metástasis?

Según la medicina clásica, las metástasis, también conocidas como cáncer **metastásico**, son centros secundarios del tumor primitivo que los ha engendrado. La palabra «metástasis» viene del griego *metastasis* que significa «cambio de lugar».

La medicina nos enseña que las células cancerígenas de un tumor primitivo pueden invadir uno o nuevos tumores en otros órganos o tejidos. Es importante constatar que casi todos los órganos pueden ser atacados por cánceres primarios, pero el cáncer secundario —metastásico— afecta principalmente órganos particulares tales como: los ganglios, los huesos, los pulmones, el hígado, los riñones y el cerebro.

Se escucha con mucha frecuencia a mujeres decir que padecen de cáncer de seno y que luego han padecido cáncer de los huesos. Pero es muy raro ver que se produzca lo contrario. Es el caso en que una mujer con cáncer de pecho que ha tenido una ablación en uno de sus senos, que ha perdido el cabello y que además se siente despreciada. Lo que ella piensa: «ya no soy deseable para mi marido o para un hombre que pudiera eventualmente encontrar». Esa situación atenta contra sus huesos, en particular los que se encuentran en su pelvis que corresponden a la parte del sacro, lugar de las relaciones sexuales.

Se dice de igual forma que los tumores benignos no producen metástasis. ¿Qué diferencia puede tener para un paciente escuchar que su médico le dice que tiene un tumor benigno o un tumor maligno? ¿Se pudiera decir que un tumor benigno permite bajar el estrés (simpaticotonía) y que el anuncio de un tumor maligno más bien lo aumenta? Los cánceres secundarios podrían estar ligados a nuevos choques que vive la persona y podrían afectar:

- Sus ganglios, ¿cree que en el interior de su cuerpo tiene un enemigo que debe combatir?
- Sus pulmones, ¿tiene miedo de morir?
- Sus huesos, su estado la lleva a desmerecerse: «Ya no seré deseable nunca más. ¿No soy buena para nada…?».
- Su hígado, ¿la situación le lleva a abdicar, a no querer vivir?
- Su cerebro, ¿permanece mucho tiempo en estado de estrés (simpaticonía)?

Además, es extraño que se apliquen tratamientos de quimioterapia y de radioterapia en tumores benignos. A los pacientes se le propone más bien una ablación quirúrgica si el tumor les produce molestia o si ejerce una compresión en las estructuras adyacentes. Sin embargo, se conoce que los «medicamentos» utilizados en quimioterapia son sustancias tóxicas, cancerígenas y mutágenas. Es incluso una preocupación cada vez mayor en los profesionales de la salud quienes son los encargados de manipular esas sustancias, mientras que el paciente es quien las recibe en sus venas.

Empleados como tratamientos para la quimioterapia, los citostáticos poseen propiedades cancerígenas, mutágenas y tóxicas para la reproducción. El decreto CMR No 2001-97 del 1 de febrero de 2001 se le debe explicar al personal de la salud que manipula los anticancerígenos[11].

Se nos enseña, a propósito de la metástasis, que las células cancerígenas se desplazan en la circulación sanguínea para crear nuevos tumores. ¿No será más bien esas sustancias cancerígenas y mutágenas inyectadas en la sangre que viajan en la circulación sanguínea y crean mutaciones (cuyo sinónimo es «explosión») en otras células del cuerpo? Estas sustancias mutágenas son pequeñas bombas para el genoma.

Veamos lo que se puede leer a propósito de los tratamientos de radioterapia:

---

11. Tomado de autosante.com, «La santé au travail». *Cytostatiques: exposition du personnel de soin.*.

Las radiaciones ionizantes provienen de un gas radioactivo, el radón, y son emitidas naturalmente por la corteza terrestre[12]. Son artificialmente producidas por la radiología médica y los desechos nucleares. Si se comparten los riesgos sobre sus efectos en dosis bajas, se tiene la certeza que en dosis más fuertes pueden provocar leucemia, cáncer de pulmón y cáncer en los huesos[13].

Cáncer metastásico de los ganglios

El principio de radioterapia consiste en enviar rayos únicamente en las células que se quieren destruir por la radiación. Se nos dice que se trata de proteger lo más posible los tejidos sanos. Lo que se olvida precisar, es el sitio a donde van esas células irradiadas. Todos los restos celulares de los tratamientos de quimioterapia o de radioterapia son recuperados por la linfa y son llevados a las centrales de filtración (los ganglios) para que sean fagocitados por los macrófagos.

Si estos restos celulares contienen mutágenos o restos de radiación, ellos pueden al mismo tiempo crear modificaciones cromosomáticas en el genoma de las células de los ganglios linfáticos, lo que podría explicar el proceso cancerígeno de los ganglios luego de esos tratamientos.

Se nos afirma que los tratamientos de radioterapia no representan peligro tomando en cuenta las bajas dosis suministradas, las cuales son muy localizadas. No obstante, recientes estudios por parte de L'IRSN[14], al interesarse en los efectos radioactivos crónicos reconoce que, inclusive con bajas dosis, las radiaciones podrían provocar diferentes patologías al afectar algunas funciones psicológicas: el sistema nervioso central (cerebro), la respiración (pulmones), la digestión (hígado) y la reproducción (gónadas).

---

12. No se debe confundir la radioactividad natural (RN) y la radioactividad adquirida (RA) que son muy diferentes.

13. Tomado de un texto escrito en el *Dictionnaire des risques*, Armand Colin, 2003 y 2007 y publicado en *L'acronique du nucléaire*, marzo 2004.

14. Instituto de radioprotección y de seguridad nuclear.

Además, en estos últimos años se ha mostrado un interés en el efecto de proximidad (efecto *bystander*) que es un fenómeno por el cual daños celulares inducidos por las radiaciones (mutaciones, intercambio de cromátidas, aberraciones cromosómicas) se manifiestan en las células vecinas no irradiadas por proximidad de las células que fueron irradiadas[15].

Regresemos entonces a la definición de los tumores cancerígenos según la medicina clásica: los tumores malignos son tumores mal delimitados, de contornos irregulares, que **invaden los tejidos adyacentes** y por ende las células son anormales con respecto a las células normales. Ellas pueden reincidir **luego de tratamiento** y producir **metástasis**.

¿Será el efecto de proximidad?

Cáncer metastásico del cerebro

De acuerdo con lo que nos enseñan en la medicina clásica, por una parte, el cáncer resulta de una proliferación anormal de células en un tejido y, por otra, las células nerviosas, o neurosis, no causan una mitosis, ya que han perdido, luego de su nacimiento, su capacidad de dividirse, y por ende, de multiplicarse.

Lo único que pudiera multiplicarse en el cerebro es el tejido conjuntivo (neuroglia) que está formado por células gliales provenientes del mesodermo nuevo. Al igual que el sarcoma que resulta de una excrecencia del tejido cicatrizal en la fase de recuperación, lo que llamamos glioma puede resultar de un aumento de la neuroglia. El tejido glial tiene una función de sostén, de protección y de cicatrización para el cerebro. Además, tiene un rol de abastecedor.

Se puede confundir un cáncer de cerebro con un aumento de la neuroglia, la cual está presente en una fase de recuperación. Veamos un ejemplo.

Una persona se entera de la muerte de su hija que era joven, bella y gozaba de buena salud. Es un choque enorme que amplía su simpaticonía. Este

---

15. Mothersill C, Seymour, C, *Radioprotection* (revista de la sociedad francesa de radioprotección), Vol. 40, Nº 3, 2005, p.297-306.

hecho tiene el mismo efecto que un aparato que se somete a doble del voltaje que puede soportar; de hacerlo, se podría quemar los circuitos que se necesitan para su reparación. Lo mismo ocurre en el organismo de esta persona; el circuito cerebro-órgano se encuentra afectado. Si se le hace un rastreo, se observará en una zona particular de su cerebro un edema perifocal bien circunscrito y se podría tomar como un tumor cerebral o metástasis cerebral.

Este fue el hecho demostrado por el Dr. Ryke Geerd Hamer, quien ha permitido dilucidar los edemas específicos cerebrales que él llamó «asilos de Hamer»[16].

Otro factor puede corresponder a las metástasis cerebrales. En la fase de recuperación del tumor cancerígeno o de la necrosis (cáncer por reducción), siempre se produce una fase de edema en el cerebro. Este edema cerebral local, como signo de curación, puede crear una hipertensión intracraneana que puede provocar dolores de cabeza, dificultades de articulación (según la zona afectada), paréntesis u otras secuelas también inquietantes. Se trata de hacer una hiperactividad cerebral para reparar (curar) lo más rápido posible el circuito cerebro-órgano dañado.

En los casos anodinos, el café, el té, la vitamina C, una coca cola y un saco de azúcar en la cabeza pueden ser suficientes para atenuar estos síntomas. Habrá que evitar igualmente las fuentes de calor importantes como los baños de sol, las saunas o los baños demasiados calientes.

En los casos más graves lo más conveniente sería beber poco, mantener la cabeza elevada y evitar lo más posible de colocar la cabeza del lado del edema cerebral. Además, quizá se necesite recurrir a la cortisona de tipo hidrocortisona de retardo; es un simpaticónico que tendrá como efecto disminuir la parasimpaticonía. Por lo tanto, el trabajo se hará más lento, y de una manera menos intensa.

Durante este período, habrá que vigilar el reposo físico y psíquico, y sobre todo, evitar cualquier nuevo estado de shock que pudiera ser fatal al in-

---

16. Para saber más sobre los trabajos del Dr. Hamer, leer *Fondement d'une médecine nouvelle* (tomos I y II), Francia, ASAC.

dividuo cuyo organismo coloca todos sus esfuerzos para ayudarlo a sanar. Extirpar supuestos tumores cerebrales en esta fase podría dejar a la persona limitada por el resto de su vida, en caso de que sobreviva.

Sin embargo, si se trata de modificaciones del genoma producto de una desorganización cromosómica debido a mutágenos y que las células gliales ya no pueden desempeñar sus funciones, se trata entonces de la muerte del organismo a corto plazo. Es lo que explica que una mayoría de pacientes mueren cuando el cáncer metastásico llega al cerebro.

¿PODRÍAN LOS TUMORES TENER UN SENTIDO INSOSPECHADO POR LA MEDICINA CLÁSICA?

Según el Dr. Ryke Geerd Hamer, lo que nosotros llamamos célula cancerosa garantiza las mismas funciones que una célula normal, pero de forma multiplicada. Una célula cancerosa del estómago digiere más activamente que una célula normal; una célula cancerosa del páncreas produce más insulina que una célula del pecho, mucha más leche; una célula cancerosa del pulmón posee una capacidad de intercambio oxígeno-sangre netamente superior; una célula cancerosa del riñón filtra netamente más, etc.

Veamos un ejemplo. Un zorro tenía la costumbre de robarle gallinas a un granjero para alimentarse. Desafortunadamente para el animal, el granjero se deshace de todas sus aves. En consecuencia, el zorro debe buscar otra fuente de subsistencia.

Como el animal corre el riesgo de morir de hambre, su cerebro, a través de su tronco cerebral, va a ordenarle al grupo de neuronas una respuesta orgánica o una solución biológica para garantizar su supervivencia. Esta solución consistirá en fabricar, a partir de de la mucosa hepática (células hepáticas), un tumor que tendrá por función de almacenar más alimento. De esta manera, el zorro obtendrá más elementos nutritivos de lo que consuma y podrá sobrevivir aunque coma poco.

Para una persona que vive en angustia por la falta de dinero (entendiéndose que el dinero es el elemento que el hombre necesita para alimentarse), la zona de su cerebro reaccionará de la misma manera que en el zorro, bien sea ordenando un excedente de mucosas hepáticas (adenocarcinoma, o cáncer de hígado) para permitirle sobrevivir si come poco. Este tipo de cáncer no sería observado en una persona que vive con holgura o que no tiene ningún temor por falta de dinero.

Otro ejemplo. Una leona tiene unos leones los cuales tienen que amamantar. El león, deseando que regresen los calores de la hembra para ocuparse de ella, mata a los leoncitos. La leona se siente muy perturbada por la pérdida de su cría. En consecuencia, su cerebro intervendrá con una solución biológica que será un tumor quístico de los ovarios que producirá más hormonas y que aumentará su fecundidad.

Una mujer a la que se le practica un aborto, o que tiene un aborto espontáneo, o que no puede salir en estado, o que no logra concretar un proyecto importante, puede desarrollar un tumor quístico en los ovarios por la misma razón.

Al igual que los animales, nosotros, los seres humanos, estamos sometidos a programas biológicos de supervivencia.

¿QUÉ DEBEMOS PENSAR SOBRE LAS PRUEBAS CLÍNICAS?

Cuando consideramos la enfermedad como un enemigo que amenaza nuestro estado de salud y nuestra vida, es normal querer colocar todas nuestras posibilidades de nuestro lado para eliminarla. Pero si percibimos la enfermedad como el intento que hace el cuerpo para adaptarse a una situación perturbadora, ¿no sería más sensato hallar aquello que nos perturba y adoptar las correcciones necesarias?

Por otra parte, hay una gran diferencia entre prevención y tratamiento precoz. Prevenir significa «ver venir», para impedir que se produzca el hecho o la enfermedad. Prevenir, por lo tanto, consiste en estar atento a los síntomas de nuestro cuerpo para comprender lo que nuestro inconsciente quiere hacernos comprender. Al estar atentos a esos mensajes para rectificar mejor una actitud, una creencia de pensamientos o sentimientos, podemos poner a un lado la enfermedad.

Veamos lo que nos dice Guylaine Lanctôt[17] al respecto:

- El tratamiento precoz no puede provenir de la prevención, ya que iniciar tratamientos antes o en caso de que aparezca la enfermedad, es actuar como si ya estuviera allí;
- Los exámenes preventivos se hacen para tratarnos más temprano;
- Los equipos médicos no son infalibles y en ocasiones arrojan falsos resultados;
- Tratar precozmente, es obedecer a las estadísticas.
- Hacerse exámenes de prevención es llamar a la enfermedad.
- La medicina «preventiva» provoca la enfermedad que desea evitar.
- La única verdadera prevención es la salud y la paz.

A lo largo de nuestra existencia, es natural que vivamos emociones, estrés o estados de shocks. Nuestro cuerpo fue concebido para soportar esas situaciones. De otra manera, no tendríamos un sistema de recuperación (el sistema parasimpático) integrado en nuestro ordenador de bordo, nuestro cerebro.

Antes, cuando una persona vivía un episodio súbito, sentía repercusiones, pero eso se arreglaba en general con reposo y los remedios de las abuelas. Por supuesto, algunas personas morían, eso forma parte del proceso de vida en el cual evolucionamos.

Los exámenes preventivos ponen cada vez más en evidencia tumores asintomáticos que, de otra manera, serían pasados por desapercibidos, y que tarde o temprano el cuerpo eliminaría. El descubrimiento de esos tumores puede crear un gran estado de estrés en las personas que se encuentran bien.

Hubert me escribió lo siguiente:

---

17. Guylanine Lanctôt, *La mafia médicale*, Montréal, Éditions Loiuse Courteau, 1994.

Le escribo porque sé que usted ha superado muchas enfermedades, entre ellas el cáncer. En el mes de julio, durante un análisis de sangre de rutina, encontraron que tenía un PSA (o APE: antígeno prostático específico) demasiado elevado con respecto al promedio. El médico me sugirió consultar un urólogo. Este urólogo, luego de de haberme hecho un tacto rectal y de hacerme una biopsia, me diagnosticó un cáncer de próstata.

Igualmente me hice otros exámenes (eco en el hígado, radiografía del tórax, escáner pélvico y una densitometría ósea). Todos salieron bien. El urólogo me planteó que tenía la alternativa entre una cirugía de la próstata o treinta sesiones de rayos de cobalto a razón de una por día durante cinco o seis semanas.

Al respecto considero que el cáncer está ligado a una situación desestabilizadora que viví con mi ex esposa y que ya fue arreglada. Yo no me siento en lo absoluto enfermo y tengo la profunda convicción que ese cáncer se está reabsorbiendo porque estoy en muy buenas condiciones.

Antes de tomar esa decisión, me hice un nuevo examen de sangre. Para sorpresa mía, el resultado fue normal.

Según el urólogo, el regreso a la normalidad del APE se debió únicamente a la toma del medicamento Casodex, el cual permite detener la proliferación de células malignas.

Sólo tomé ese medicamento unos días, puesto que me hacían sentir mal, y antes no lo estaba. Me causó desórdenes en el hígado, me produjo pérdida del apetito, dolores de estómago y diarrea.

Personalmente, no tenía ganas de someterme a los tratamientos propuestos, pero apreciaría conocer su punto de vista.

Yo invité a Hubert a que escuchara lo que sentía más que lo que le decían los resultados de los exámenes que, podían cambiar, como él había podido darse cuenta. Le dije que los problemas de próstata en los hombres eran muy frecuentes y que estaban ligados a un sentimiento de pérdida de su potencia masculina y al mismo tiempo ligado a una situación con un trabajo, una actividad o a su compañera. ¿Aún tenía problemas por esa parte? Esta pregunta podía permitirle verificar si estaba en fase de estrés o en fase de recuperación.

Luego lo invité a interrogarse y a que sacara sus propias conclusiones con respecto a los tratamientos propuestos. ¿Cuáles eran los riesgos que representaban esos tratamientos? ¿Qué podía ocurrir en caso de negarse a hacérselos? ¿Lo ayudarían a estar en mejor forma? ¿Podrían generarle problemas que no tenía? ¿No sería mejor para él escuchar su cuerpo? Luego de darle una respuesta a estas interrogantes era cuando él podía tomar la decisión más adecuada.

¿Cuántos pacientes como Hubert se toman el tiempo de buscar otro punto de vista? ¿Cuántos reaccionan por temor, angustia o desespero?

Durante años, he repetido a mis participantes que estamos en la era del discernimiento. Nunca había estado tan convencida.

¿LOS TUMORES PUEDEN DESAPARECER POR SÍ MISMOS?

William tenía un linfoma del tamaño de un huevo de un ganso que le deformaba el cuello. Él creía en el poder de la sanación de su cuerpo y quería comprender la causa de este tumor. Vino a consultarme:

—¿Cuándo descubriste este tumor?

—Al regresar al trabajo. Me había tomado vacaciones para agrandar la terraza de nuestra casa. Me sentía agotado.

—¿Había alguna situación que te mantuvo preocupado durante este período?

—Sí, desde hace unos cuantos años soy representante comercial de una empresa. Al regresar de vacaciones me enteré que me habían cambiado de zona. La mía se la habían asignado a un nuevo representante que recién habían contratado.

—¿Cómo viviste esa situación?

—Muy mal, conocía a todos mis clientes y me gustaba trabajar en esa zona que quedaba muy cerca de mi casa. La zona a la que fui asignado quedaba más retirada, por lo tanto, me obligaba a tener que invertir más tiempo para llegar, y no era para nada la dinámica que tenía con mis clientes.

—¿Trataste de hablar con tu jefe?

—De mil y una maneras. Traté de defender mi territorio lo más que pude.

—¿Te sentiste comprendido?

—No, en absoluto.

—¿Quisieras regresar a tu zona?

—Claro, es lo que más deseo.

William se encontraba en un combate, no aceptaba esta decisión por parte de sus jefes, y la combatía. No tenía más opción que mantener el trabajo en la nueva zona, ya que tenía necesidad de su salario para costear sus gastos y los de su familia.

Yo lo ayudé a que terminara con ese combate interior haciéndole a ver las alternativas que se le podían ofrecer. Luego de nuestro encuentro, su tumor se redujo a la mitad. Tres meses después me vino a ver y me mostró con mucho orgullo cómo su tumor había disminuido. Me dijo: «Yo sé que aún me faltan cosas por comprender, pero no sé qué». Luego participó en un seminario de una semana que dirigía en el sur de Francia.

William había dejado de combatir contra sus jefes para recuperar su territorio. Él quería dejar ese trabajo, pero tenía tanto miedo de permanecer en una situación precaria en caso de hacerlo, así que continuó en su trabajo que no lo motivaba para nada.

En el sitio donde se realizaba el seminario, había un terreno de petanca. A los participantes les encantaba jugar después del curso. William era novato, pero jugaba como un profesional. Yo lo observaba lanzar con admiración. Yo le pregunté:

—¿Cómo haces tú William?

—¡Juego con mi divinidad!

Cuando lo vi en la terapia, me habló del temor de perder su trabajo, y entonces le dije:

—¿Te acuerdas de lo que me respondiste cuando jugabas a petanca mientras ganabas?

—¡Juego con mi divinidad!

—¿Por qué no le pides a tu divinidad a que te ayude en la búsqueda de un nuevo empleo?

Mi pregunta lo llamó a la reflexión. Comprendió y halló la solución. Tres meses más tarde, su tumor había desaparecido completamente.

Al no temer nada por un nuevo empleo, acudió a donde sus jefes para informarles que no seguiría en su puesto y que ya no le convenía. Ellos no querían perderlo, habían formado un empleado con determinación. Él ya no tenía que luchar contra lo que fuera. Su sistema linfático ya no tenía necesidad de aumentar sus combatientes. Su tumor, al no tener una razón de ser, fue eliminado por su cuerpo, haciendo un llamado a los gérmenes autógenos. Fue en nueve meses que desapareció completamente, y no volvió a aparecer.

Un tumor suscita en nosotros una inquietud y algunas veces angustia, pero también puede alarmar al doctor que nos trata; es la razón por la cual se busca hacerlo desaparecer lo más pronto posible.

En el verano de 1997, tras tocarme uno de mis pechos, sentí un endurecimiento. Que yo recuerde, en aquel momento no había pasado por un shock o una emoción particular; por el contrario, era una época donde me iba muy bien. Me sentía muy feliz en mi relación de pareja, en mi trabajo, con mis hijos y mis amigos.

El doctor al que acudí era más inquieto que yo. Llamó al departamento de radiología para que me hicieran una mamografía al día siguiente. Cuando recibió el resultado que era muy sospechoso, me pidió que tomara rápidamente una cita en cirugía para hacerme una biopsia de exploración del tumor. Según el doctor, yo estaba premenopáusica, y podía deberse a una perturbación hormonal.

Por mi parte, trataba de hallar la causa, pero no encontraba ningún nexo que me pudiera explicar la presencia de esa masa. Cuando la observaba, me daba cuenta de que su tamaño aumentaba cada vez que me alejaba de mi marido durante un tiempo. Sin embargo, durante esas ausencias en general la pasaba muy bien. Establecí, entonces, la relación entre el alejamiento y busqué si había vivido emociones en el pasado por esta misma razón.

Me recordé que tres años atrás, mi marido y yo habíamos atravesado una fuerte crisis de mutua incomprensión, la cual terminó en un conflicto tremendo. En ese momento estábamos en Suiza por asuntos de trabajo. Él tomó la decisión que al regresar a Canadá se iría.

Ese conflicto me pegó en lo más profundo de mi corazón. Me sentía muy desconcertada y muy sola con mi tristeza y la angustia de esa separación. En los días siguientes, sentí dolores vivos en mi pecho derecho, al punto que se me dificultaba dormir de ese lado.

Al poco tiempo, vi mi pecho y mi pezón transformarse. Temía que fuera un cáncer de pecho. No había consultado al médico, tenía miedo del diagnóstico que pudiera darme.

Opté más bien por sesiones de tratamiento con energía. Gracias a la ayuda de la excelente terapeuta que trabajaba conmigo, pude establecer la relación entre lo que vivía y el **sentimiento de abandono** que conocí con mi padre cuando era pequeña. Para liberar esas emociones, me coloqué (por imaginería mental) en una escena que ya me había contado mi madre. Vi una niña pequeña tender sus brazos hacia su padre. Este, ni siquiera la veía y se dio media vuelta. Se fue para nunca regresar.

Por visualización creadora, entré en escena. Puse a la niña en mis brazos y le dije: «Tu padre no puede ocuparse de ti, ya que nunca se ha ocupado de sí mismo. Incluso tu madre lo rechaza, él está dispuesto a todo para que ella regrese. ¿Cómo podría el cuidar de ti cuando él mismo está lleno de tristeza? Tú no estás sola, yo estoy allí. En el presente podrás contar conmigo. Yo tendré puesta la mirada en ti. Te daré todo el amor que tanto has esperado de los hombres. Te ayudaré a renacer y a crecer en la vida. Yo te amo, tú verás que tu vida será bella ahora».

La niña me miró con una sonrisa y luego me dijo: «Comprendo que mi padre no podía cuidarme, realmente tenía necesidad de ser cuidado. Yo sé que si él hubiera estado contento, me habría tomado en sus brazos».

El pecho derecho (para una diestra), tiene que ver con la parte afectiva, es decir, las personas que se tiene en el corazón. El izquierdo tiene que ver con la parte maternal, a las personas que se les brinda un cuidado (se puede cuidar a su mamá o a un marido). Una fuerte emoción ligada a un dolor de separación con un ser querido puede afectar el seno derecho en una persona diestra. Sin embargo, si esta emoción está en consonancia con un sentimiento de abandono vivido en nuestra infancia, un solo pecho podría verse afectado, el izquierdo. Para un zurdo, es la inversa.

En esta fuerte emoción vivida en 1994, me sentí abandonada. Ese sentimiento de abandono repercutía con la situación vivida con mi padre. Es lo que explica haya sido el pecho izquierdo el afectado. Luego de hacer ese trabajo en mí misma, mi pecho se curó completamente y nuestra relación de pareja volvió a empezar con nuevas bases.

Ahora bien, ¿por qué esta nueva masa en mi seno derecho esta vez? ¿Cuál era la relación? ¿Era una reincidencia, una metástasis?

Había liberado la emoción vivida por la niña que vivía en mí, pero no había liberado aquella ligada con la partida de mi pareja. En mi memoria emocional persistía la idea siguiente: «partida es igual a abandono». De esta manera, inconscientemente, cada vez que nos separábamos por algunas semanas, esta ecuación registrada en mi memoria emocional regresaba, en el plano biológico, en simpaticonía.

Por lo tanto, fue la repetición de esas perturbaciones biológicas la que terminó por crear un tumor. Como esta vez sólo tenía que ver con la parte afectiva, ya que la repercusión con la infancia había sido liberada, fue entonces el pecho derecho el afectado (yo soy diestra).

Luego de esta toma de conciencia, hice un trabajo de liberación de esta emoción. Entré en un estado de relajación y regresé al hecho ocurrido en la primavera de 1994. Veía toda la escena en mi pantalla mental. La mujer que yo era en el presente se fue a encontrar con la que vivía el dolor de separación. La tomé entre mis brazos y le dije, al igual como lo hice con mi niña interior, que ella no estaba sola, que yo estaba ahí, que entendía su sufrimiento, sus ganas de morir, su sentimiento de fracaso. Le di la oportunidad de que se resintiera de todo eso, después la consolé.

Le dije: «Todo lo que vives, a pesar de ser muy doloroso, es necesario. Ustedes dos, en su temor por no agradarse, se han olvidaron tanto el uno como el otro, esperando recibir lo que no se ha dado. Esta situación los ha hecho sentirse decepcionados, frustrados y con la sensación de que ya no se sienten amados. Aprende a sentirte feliz por ti misma, deja de contar para todo con él y dale el tiempo para que pueda ver las cosas con claridad por sí mismo. Ustedes se volverán a encontrar, y esta vez será para un amor más maduro y más grande».

La mujer de este acontecimiento (verano de 1994) me sonrió y aceptó lo que le proponía. En ese momento, la ecuación «partida es igual a abandono» pasó a ser «partida es igual a amor más intenso al regreso».

Algunas personas pensarán quizá que todo esto es pura imaginación, que la realidad era muy diferente. Hay que saber que para el cerebro no existe diferencia entre lo real y lo imaginario. Todo lo que percibe del exterior a través de los sentidos, o del interior a través de los pensamientos o la imaginación, lo traduce de manera biológica.

Es fácil comprobarlo. Cuando cerramos los ojos y nos concentramos en el gusto de un alimento como por ejemplo un limón, pero no lo estamos comiendo, en nuestro cuerpo se producirá el mismo efecto como si en realidad estuviéramos mordiendo la fruta.

Luego de haber realizado este trabajo de liberación emocional, observé en los días siguientes una disminución de la masa de mi pecho. Volví acudir a mi médico después de ese trabajo. Compartí con él las tomas de conciencias que había hecho, y le dije que mi tumor había disminuido. Escéptico, me propuso que me hiciera un nuevo examen. Yo acepté.

Al examinarme, me dijo: «Para mí no ha habido ningún cambio, la masa no ha disminuido». Al recibir semejante respuesta, lo primero que uno hace es sembrar una duda en nuestras mentes. Uno se pregunta: «¿Habré imaginado que ese tumor había desaparecido? ¿Tenía razón el doctor?». Dudé por un instante; sin embargo decidí darle tiempo a mi cuerpo para eliminar ese tumor.

Como no me presenté en cirugía para hacerme la biopsia, el médico me llamó. Me presionó para que fuera hacerme el examen. Cuando le expliqué que había entendido la causa de ese tumor y que quería darle tiempo a mi cuerpo para eliminarlo, me dijo con un tono de reproche: «Señora Rainville, usted está jugando con su vida».

Nueve meses más tarde, el tumor había completamente desaparecido, y mi pecho había recobrado su textura normal; no reapareció.

Si yo hubiera estado demasiado presionada por quererme quitar este tumor, en qué estado estuviera mi pecho en la actualidad. ¿Todavía lo tendría?

Recordemos que la enfermedad es el intento que hace nuestro cuerpo para adaptarse a una nueva situación, que las bacterias, los virus y los tumores son sus acompañantes en este trabajo de recuperación de nuestro organismo. Lo mejor que podemos hacer para ayudar a nuestro cuerpo en ese proceso de recuperación ¿no sería eliminar todo aquello que lo perturba ofreciéndole los cuidados necesarios para que pueda proceder a la recuperación de los circuitos y los tejidos vulnerados por la situación desestabilizante que hemos vivido?

El problema es que el dolor inquieta y la enfermedad produce miedo. A mayor conocimiento de los mecanismos de la enfermedad, menor será el temor que le tenemos, y esto nos ayudará a aceptarla mejor y a reconocerla como el lenguaje de nuestro inconsciente o de nuestra alma.

La experiencia ligada a esta masa en mi pecho fue un descubrimiento extraordinario para mí, ya que me hizo entender el **fenómeno de resonancia** en la aparición de los tumores. Este fenómeno, en parte, puede explicar por qué en medicina se dice que un cáncer puede tomar 10, 20 e incluso más de 30 años antes de poderse ver a simple vista.

La teoría de los protooncogenes que, sometidos a agentes ambientales (medios que sumerge la célula), los cuales tendrían la capacidad de transformarse en oncogenes celulares (C-ONC) produciendo un cáncer, es una hipótesis para explicar cómo una persona puede sufrir de una afección y, veinte años más tarde, desarrollar un tumor maligno en el mismo lugar de esa afección.

Veamos un ejemplo. Una mujer de veinte años se encuentra atrapada en una situación relacionada con sus padres. Ellos están separados. Su padre se separó para vivir con otra mujer, mientras que su madre, aplastada por el dolor, adopta una posición de víctima. La joven mujer trata de consolar a su madre, pero ella quería que su hija compartiera la rabia que ella vivía con respecto a su marido. Por su parte, la hija quería que su padre regresara para no ver más a su madre sufrir.

Es en ese momento que ella (la hija) desarrolla pólipos intestinales, los cuales son eliminados a través de una cirugía. Ella se casa y se distancia de sus padres, dejando que cada quien se encargue de su propia felicidad. Ella tiene hijos. El tiempo pasa.

A los 52 años tiene una hija que sufre de psicosis maniacodepresiva. Esta vez se encuentra dividida entre el sufrimiento de su hija y el de su marido que quiere definitivamente internarla en un instituto psiquiátrico. Para ella, esta situación es dolorosa. Entonces padece un cáncer de colon. Este tumor está en consonancia con la situación en la que se siente atrapada entre dos personas que ama. Como a ella le hubiera gustado que su padre volviera para que el sufrimiento de su madre terminara, en esta ocasión ella quería que su marido ayudara a su hija para que se curara de su psicosis.

Muchos tumores de pecho, particularmente el carcinoma ductal infiltrante, están ligados con fenómenos de resonancia relativas a duelos que no fueron completados y que un nuevo duelo, de menor intensidad, lo viene a reactivar.

Otro ejemplo. Alison desarrolló un carcinoma ductal infiltrante cuatro meses después de la muerte de su padre. Cuando le pregunté que cómo había vivido esa pérdida, me respondió: «Muy bien, él estaba enfermo desde hacía años, eso se esperaba. Para nosotros fue más bien un alivio ya que no sufriría más».

En consecuencia, cuatro meses más tarde, siente un endurecimiento en su seno derecho. Para comprender la causa, no hay que limitarse al hecho de la muerte de su padre, sino explorar mucho antes.

Este tumor tiene raíces desde su infancia. A los cuatro años, ella fue enviada a la casa de una de sus tías mientras que su madre estaba en la maternidad para dar a luz a su hermanita. Alison pensó que no vería más a su madre y vivió un gran desespero.

Estas emociones ligadas a una separación fueron reactivadas a los 26 años, cuando murió su madre. Ella se deprimió muchísimo, pero se consolaba dándole a su padre el cariño y afecto que sentía por su madre ante su presencia. Cuando murió su padre en aquel momento, fue como si perdiera de nuevo a su madre.

Aquí podemos comprender el fenómeno de resonancia que produjo este tumor maligno en su pecho. Para ayudar a Alison a curarse, había que llevarla hacer el duelo de su madre.[18]

---

18. Más adelante veremos en este libro cómo resolver esas perturbaciones emocionales.

La curación del cáncer según la medicina alopática se obtiene por la destrucción de las células llamadas «malignas». La curación del cáncer según la nueva medicina germánica por parte del doctor Ryke Geerd Hamer se obtiene por la identificación del conflicto en causa, la búsqueda de la solución apropiada y la aplicación de una solución. La cura del cáncer según la metamedicina se obtiene al escuchar al participante con el fin de ayudarlo a:

- **Tomar consciencia** de la causa que generó su enfermedad;
- **Modificar la ecuación** que una situación emocional pudo haberle generado: por ejemplo, remplazar la ecuación *partida es igual a abandono* por *partida es igual a un amor más grande al regreso*. Se dice que todos aquellos que son amados tienen garantizado encontrarse en otro momento o en otra vida;
- **Descubrir el sentimiento experimentado** que creó las emociones que ha vivido y que, al mismo tiempo, le crearon esta perturbación en un tejido o en una parte de su organismo;
- **Trasformar el sentimiento negativo** en un sentimiento positivo favorable a la quietud interior. Esta transformación tiene como efecto eliminar las emociones que ese sentimiento había producido;
- **Tomar una o nuevas decisiones** luego de esta toma de consciencia.

El arte está en escuchar todo lo que ha sentido o experimentado la persona antes de la aparición de esa perturbación en su organismo[19].

Un malestar o una enfermedad tiene una lógica y no se produce sin esa lógica.

Se pudiera decir que la medicina alopática se ocupa del enemigo, de las células «malignas», y que la metamedicina se interesa más que todo en el terreno psicológico. La medicina busca la **victoria en el combate** contra el

---

19. La metamedicina fue creada en 1987 por la autora. Cualquier denominación similar es subsecuente a sus trabajos y no tiene nada que ver con su enfoque. Sólo los pacientes que han aprobado los exámenes de paso requeridos están habilitados a practicar este enfoque.

enemigo; la metamedicina busca **la paz** con respecto a lo que ha conllevado a la perturbación interior.

Mi segundo padre tenía la costumbre de repetir: «Cuando nos oponemos a la naturaleza, la naturaleza se opone a nosotros». Yo agregaría: «La naturaleza tiene todos los remedios que necesitamos para ayudarnos a curar; sólo nos queda redescubrirlos».

Recientemente, recibí esta información a propósito de un remedio natural que contribuiría con la curación de los tumores:

El limón es un producto milagroso capaz de destruir las células cancerígenas sin afectar las células sanas. Sería 10000 veces más eficaz que la quimioterapia y sin ningún efecto secundario. Su aroma es agradable, se puede consumir su pulpa, extraer su jugo para hacer una limonada, utilizarlos en los sorbetes o en las pastelerías.

No sólo el limón se muestra eficaz para cualquier tipo de cáncer, sino que además es un agente antibacterial de largo espectro que también es eficaz contra las infecciones bacterianas, los hongos y los parásitos.

Además, regula la tensión arterial y ayuda al sistema nervioso[20].

Yo en lo personal creo que estas propiedades conciernen a todos los cítricos (limón, lima, naranja, toronja, mandarina, etc.).

Norman Cousin[21] (1915-1990), americano conocido tras haberse curado a través de la risa, ya había demostrado los beneficios de la vitamina C en un proceso de curación. Al sufrir de una espondilitis aquilosante, le dijeron que esa enfermedad lo llevaría a vivir el resto de su vida en una silla de ruedas. En lugar de caer en un desespero, Cousin decidió abandonar el hospital donde era tratado y se instaló en el cuarto de un hotel para ver películas cómicas. Al mismo tiempo, tomó periódicamente grandes dosis de vitamina C a través de extractos de naranja. Norman Cousin se curó completamente de esta enfermedad que era considerada incurable. Culminó su vida como profesor en la facultad de medicina de la UCLA (Universidad de California, Los Ángeles) a pesar de que no era médico.

---

20. Instituto de las ciencias de la salud, L.L C., Baltimore, MD 1201, EE.UU.
21. Norman Cousin, *La volonté de guérir*, París, Le Seuil, 1980.

PARA CONCLUIR, RECORDEMOS LOS PUNTOS SIGUIENTES:

❭ Los tumores son el resultado de perturbaciones físicas o emocionales, o son soluciones biológicas de supervivencia.

❭ Al principio, un tumor no es un cáncer, pero puede serlo si el organismo es sometido a sustancias cancerígenas o mutágenas.

❭ La formación de un tumor puede estar en consonancia con un hecho vivido antes de su aparición.

❭ Las metástasis pueden depender de nuevos choques o nuevas perturbaciones físicas (tratamientos con miras a destruir un tumor) o emocionales (temor, angustia, pérdida de la pareja, de un empleo, de un hogar).

❭ Las bacterias y los virus presentes en un proceso de tumefacción (hinchazón) no son la causa sino la consecuencia. Ellos actúan para transformar la materia desintegrando los tumores o las células muertas luego de tratamientos de quimioterapia o de radioterapia.

❭ Los tumores se van cuando el cuerpo ya no los necesita o cuando cesa la perturbación (shock, herida, inseguridad, angustia, ganas de pelear) que los hizo aparecer.

Capítulo 4

Activar la energía de curación en mí

La fuerza vital es la más poderosa fuente de cohesión
y de acción de todo lo que existe.
Sin embargo, es invisible a simple vista,
sólo el razonamiento puede concebirla.

HIPÓCRATES

Todo ser viviente posee en sí un poder de curación natural innato e ilimitado que le es concedido por la fuerza vital que no es otra que la energía de vida que lo anima. Esta fuerza vital es una especie de cuerpo sutil que sirve de doble etérico o de matriz para el cuerpo físico.

Ella es la que interviene en la multiplicación celular del embrión para que cada órgano, así como el organismo entero, adquiera una forma y la conserve. Al mismo tiempo es la fuerza de cohesión entre las células y la fuerza motriz que sincroniza, orquesta y armoniza toda actividad psicológica para mantener el cuerpo en homeostasis.

Esta fuerza vital regula nuestro biorritmo entre los períodos en los que estamos activos (simpaticonía) y en el que estamos en reposo (parasimpaticonia). Después de un traumatismo (físico o psicológico), actúa como una fuerza reparadora y coloca todos los medios para reparar los tejidos dañados, cicatrizar las heridas, unir (soldar) los huesos, aumentar la función de un órgano, etc. Durante una agresión por agentes nocivos o sustancias tóxicas, la fuerza vital desempeña un rol defensivo al aplicar un sistema de defensas orgánicas (sistema linfático e inmunitario).

La fuerza vital mantiene no solamente al cuerpo con vida, sino que además contribuye a devolverle la salud cuando se encuentra enfermo. En un momento de enfermedad, utiliza los mismos medios que en tiempo normal, pero de una manera más intensa, más rápida e incluso más violenta. Para ello, esta fuerza procede a una eliminación incrementada para liberar al cuerpo de toxinas (vómito, diarrea, expectoraciones, fiebre y fuerte sudoración), o a una producción suplementaria de glóbulos blancos o de glóbulos rojos para favorecer la recuperación de un órgano, e incluso, crear una gran fatiga para favorecer el reposo y la regeneración orgánica. También puede requerir con vehemencia ciertos alimentos con el fin de compensar una carencia.

Como la fuerza vital tiene como tarea animar y cuidar el cuerpo en vida, nunca puede trabajar contra él u oponerse a las leyes fisiológicas. Los medios que coloca en marcha para curar y conservar al ser en vida siempre son utilizados de manera inteligente y saludable.

Lo que nosotros llamamos «síntomas», la mayoría de las veces es una solución biológica retenida por esta fuerza vital para defendernos, ayudar a uno de nuestros órganos o repararlo. Cuando la fuerza vital deja un organismo vivo, la materia se desorganiza, el cuerpo se descompone, y por lo tanto llega la muerte.

Sin fuerza vital, ninguna curación ni ninguna vida es posible.

La célebre bióloga René Dubos escribe en el prefacio del libro de Norman Cousin[1] lo siguiente:

«Los médicos de otrora conocían tan bien ese poder natural del organismo de controlar la enfermedad al punto que inventaron la hermosa expresión *vis medicatrix nature*, es decir "el poder sanador de la naturale-

---

1. *La volonté de guerir.*

za". Ese poder es tan eficaz que la mayoría de las enfermedades se curan por sí mismas. La medicina trata de apresurar este proceso y algunas veces crea más problemas, limitando la energía curadora.»

La medicina moderna será verdaderamente científica cuando los médicos y las enfermedades hayan aprendido a dominar las fuerzas del cuerpo y del espíritu demostrando en la práctica a través de la *vis médicatrix nature*.

LOS FACTORES QUE ACTÚAN EN SINERGIA CON LA ENERGÍA DE CURACIÓN

Hay tres factores esenciales:

- La voluntad de sanar;
- La fe en su curación;
- Un objetivo preciso a alcanzar.

La voluntad de sanar

La voluntad de sanar nos estimula, nos hace emprender las acciones para salir de una situación. Ella crea en nosotros una apertura que nos permite encontrar respuestas, encontrar personas aptas para ayudarnos.

En ocasiones, el sufrimiento y el desespero que se vive son tan grandes que ya no se tiene ganas de continuar. Se percibe la muerte como una liberación. En esos momentos, quizá sea saludable decirse: «Eso también va a pasar. Tuve momentos hermosos y los seguiré teniendo. ¡Tan sólo es una prueba a superar, y lo voy a lograr!».

Cuando encuentro personas en ese estado de desesperación, yo les digo: «Abandonarse no requiere ningún esfuerzo, levantarse requiere mucho, pero allí está la diferencia entre vivir o dejarse morir». Cuando una persona enferma me dice: «Estoy dispuesta a hacer todo lo que sea necesario para recuperar mi salud», es porque tiene la voluntad de vivir y de curarse. Esta voluntad debe ser motivada para que se mantenga.

Una de las participantes en mis cursos con cáncer un día me dio el siguiente texto:

Érase una vez una carrera... de ranas. El objetivo era llegar a la cima de una torre. Muchas personas se reunían para verlas y sostenerlas. La carrera empezó. En realidad, las personas no creían que las ranas pudieran llegar a la cumbre, y todos los comentarios que se oían eran los mismos: «¡Qué pena, no llegarán nunca!».

Las ranas comenzaron a dudar con respecto a su logro, excepto una que siguió brincando; la gente no cesaba de repetir: «Que pena, ellas nunca llegarán». Y las ranas se dieron por vencidas, excepto una que siguió brincando. Al final, todas abandonaron la competencia, excepto esta ranita que, sola, y tras un enorme esfuerzo, llegó a la cima de la torre.

Las otras querían saber cómo lo había hecho. Una de las ranas se le acercó para preguntarle cómo había hecho para terminar la competencia y ¡se dio cuenta de que era sorda!

No escuches a las personas que tienen la mala costumbre de ser negativas, ya que ellas le quitan las mejores esperanzas a tu corazón. Recuerda para siempre el poder que tienen las palabras que escuchas o que dices. ¡Sé siempre positivo! En resumen: vuélvete sordo cuando alguien te diga que no puedes lograr tus sueños o que tienes pocas posibilidades de curarte.

Yo le compré una ranita y se la entregué con las siguientes palabras: «Tú eres mi ranita ganadora». Eso fue un gran apoyo para ella, ya que cada vez que la veía pensaba: «Lo voy a lograr, a pesar de que este momento sea difícil».

Algunas veces sugiero esta afirmación a una persona, proponiéndole que la pronuncie en voz alta varias veces hasta que esté convencida: «No sé cómo ni cuándo, pero ¡me voy a curar!». Repetida con convicción, esta frase tiene como efecto estimular la energía de curación, además de guiarnos hacia lo que nos puede ayudar a sanar.

La voluntad de curarse es decir sí a la vida.

Recuerdo un hombre que tenía sida. Él no se sintió deseado por su madre durante su gestación ni en su nacimiento. Toda su vida había sido marcada por una serie de rechazos que hacían que nunca le dijera en verdad SÍ a la vida.

Yo lo ayudé a aceptar que no era que su madre no lo quisiera sino la situación que ella vivía. Lo ayudé a liberarse de ese sentimiento de rechazo que vivía continuamente, a darse el derecho de ser, a aceptarse y a amarse. El trabajo realizado tuvo repercusiones favorables en su salud.

Es remarcable observar que cuando hemos comprendido cualquier cosa esencial en la vida, algunas veces nos vemos enfrentado a una prueba, una especie de examen para verificar si lo hemos entendido bien.

Unos meses más tarde luego de ese trabajo, el señor se vio afectado por una neumopatía y de un debilitamiento en todo su organismo. No tenía fuerzas para levantarse de su cama. Fue allí cuando se acordó de mis palabras: «¿Quieres vivir?». Comprendió de repente que su debilitamiento, era la vida la que le hacía esta pregunta. Entonces respondió como si se dirigiera a la vida misma: «¡Sí, quiero vivir!». Por lo tanto, entendió su voz interior decirle: «Si tu quieres vivir, sal de esa cama».

Jesucristo le dijo al paralítico: «Levántate, toma tu camilla y vete a tu casa». Con esas palabras Jesús quiso decir: «Si en realidad deseas curarte actúa en ese sentido. Deja de apiadarte de tu destino. Cree que será posible y será posible». Se presume que Jesús curó al paralítico. ¿No habrá sido más bien la fe infundida al enfermo con respecto a su capacidad de curarse la que movilizó su potencial de curación?

Mi participante respondió en voz alta: «¡Sí, sí, yo quiero vivir!». Al decir esas palabras, activó el poder de curación en él, dándole fuerzas de revelarse, de retomar la vida y de curar.

La fe en su curación

¿Creyentes? ¿Ateos? Todos creemos en una persona o en algo; desde una concepción, una fuerza hasta en un producto.

Mi abuela sufría de mal de Parkinson. Crecí al lado de esta mujer hasta los seis años y luego viví cerca de su casa. Yo la ayudaba en sus tareas domésticas.

Por ella iba especialmente a un convento de hermanas y un día le llevé una cinta roja en la cual estaba escrito: «Sagrado corazón de Jesús». Cada vez que ella la tenía entre sus dedos, no temblaba, pero cuando no la tenía sus manos comenzaban a agitarse. Ella tenía una gran fe en Jesús.

Mi madre tenía puesta toda su fe en José. Cada vez que tenía problemas, ella le imploraba y sus problemas se solucionaban con seguridad. Cada vez más su fe se reforzaba con este santo.

Es frecuente que una persona confié en una persona fallecida. Mi hermana cuenta que cuando su hija estaba a punto de nacer, se sentía tan mal que le imploró a su abuela que la ayudara. Una hora más tarde, nació su bebé. Mi hermana me dijo: «La abuela la ayudó…». La fe en esta mujer que ella amaba había movilizado energías maravillosas que la ayudaron.

Otros colocan su fe rezando. Louise Ran Liang, autora del libro *À mon corps défendant* (Contra mi voluntad)[2] narra el combate que padeció para curarse de un cáncer de pecho. Luego de muchos tratamientos dolorosos tuvo que someterse a un trasplante de médula. Luego de esa intervención, tenía tanto dolor en su cuerpo que pensó que no saldría de esa situación. Fue allí cuando se recordó del siguiente pasaje bíblico: «Dios será nuestro guía hasta la muerte».

Ella rezó, le pidió que la ayudara a salir viva de esa prueba. Ella tenía miedo de tener fiebre, ya que para ella era un signo de infección. Sin saber mucho cómo, mantuvo una temperatura normal. Una noche, una enfermera terminó por preguntarle: «¿Cuál es su secreto?». Ella le respondió tras una sonrisa débil: «La oración, únicamente a través de la oración».

Y tú, ¿en qué o en quién tú crees?

Esta pregunta es muy importante, ya que lo que creas será tu apoyo en la curación. Por el contrario, lo que engendra dudas o reticencias en ti frenará tu energía de curación.

Es aquí cuando se entiende la importancia de la fe en un medicamento o un tratamiento. Con ello se explica el que esos medios puedan resultar exitosos para una persona y totalmente ineficaces para otras.

---

2. «A Way of Hope» (versión original). *Sélection du Reader's Digest*, marzo 2002.

A los 11 años consulté a una curandera por un orzuelo en un ojo. Nunca dudé de esta mujer. Me inspiró confianza por su recibimiento y la gratuidad de su gesto. La fe que tenía en mi recuperación fue tan grande que luego, en mi vida, apenas me salía una pepita en alguno de mis párpados, pensaba en esa persona y la enfermedad no se desarrollaba.

Mi madre nos contaba que una de sus tías tenía el don de detener la sensación de calor tras una quemadura. Cuando nos quemábamos ella nos decía en seguida: «¡Piensa en tu tío Bidou!». Y funcionaba. El pariente en cuestión era un viejo alcohólico que pasó más de la mitad de su existencia ebrio.

Durante un período de mi vida, sufrí de una enfermedad llamada tinnitus o acúfeno. Casi todo lo que leía sobre ese tema era muy desalentador. Se decía que esa enfermedad no se curaba, que lo mejor que se podía hacer era aprender a vivir con ese problema auditivo. Fue entonces cuando me repetí con convicción: «No sé cómo, no sé cuándo, pero yo me voy a curar».

Al cabo de un tiempo, recibí por correo electrónico el mensaje de una curandera que reparaba los cuerpos energéticos. Se hablaba tan bien de los resultados de sus intervenciones que acepté una consulta con ella. Ella trabajó más de una hora en mí, estaba convencida de que ese problema desaparecería. Yo tenía una actitud abierta, pero no tenía la suficiente fe, puesto que estaba persuadida que mientras que yo no delimitara la causa y remediara la situación, el problema volvería.

Ella podía revalorizar mi cuerpo de energía, pero yo sabía que cuando la causa del acúfeno fuera reactivada, mi cuerpo de energía se desestabilizaría de nuevo. Su tratamiento no produjo ningún cambio con respecto a mi problema.

Luego fui a ver a un acupuntor que me atendió durante muchas sesiones y me dijo que con el tratamiento resolvería mi problema. Ello me dio un poco de alivio, pero no mucho.

Yo hubiera podido tener todas las razones del mundo para desanimarme, de renunciar, dándole la razón a todo eso que había leído. Sin embargo, tenía la fe de que me iba a curar. Y me curé completamente, luego de haber hallado la causa y haber remediado el problema[3].

---

3. Yo trato las causas del tinnitus o acufeno en mi libro *Guérir en comprenant les messages de nos*

La fe en nuestra curación no es necesariamente una fe ciega, es más bien una fe de acuerdo con nuestro sentir o nuestra verdad profunda. En los evangelios se menciona con frecuencia que Jesús dijo: «Anda, tu fe te curó».

¿Qué es exactamente la fe?

La fe es más que una creencia, es una energía que moviliza fuerzas en nosotros capaces de hacer «milagros». Todos los milagros que se producen luego de un encuentro con seres de altas frecuencias vibratorias o en un lugar visitado o habitado por uno de esos seres son en realidad actos de fe: una fe capaz de mover montañas, decía Jesús.

Yo misma he sido testigo de muchas curaciones consideradas como milagrosas, las cuales no son más que la prueba de la existencia de ese poder de curación ilimitado presente en cada uno de nosotros.

Un día recibí en terapia a una participante que llevaba puesto un corsé dorsolumbar desde hacía años. Había sido operada siete veces de la columna vertebral. Los médicos le dijeron que debía llevar ese aparato el resto de su vida.

Desmotivada debido a todas las limitaciones que le causaba el corsé me vino a ver. Yo le expliqué que todo sufrimiento tiene una causa y que suprimiendo esa causa podía recuperar la salud.

Luego le hice entender que el cuerpo físico no era sino energía condensada, es decir, energía con una densidad, y que si nosotros actuamos sobre esa energía, esta se transforma, permitiendo, por ejemplo, a una herida cicatrizar o a los huesos recalcificarse.

Juntas buscamos lo que había podido dar lugar a la artrosis en sus vértebras lumbares. Ella me contó que había sido adoptada en una familia con hijos propios. Ella se sentía apartada y menos importante a los ojos de sus padres adoptivos con respecto a los niños biológicos. Para obtener su amor, ella se encargaba de muchas tareas domésticas pero no obtenía el afecto o la apreciación deseada.

---

malaises et de nos maladies. Le grand dictionnaire de la métamédecine.

Luego se casó con un hombre que proveía de una familia adinerada, mientras que sus padres provenían de un medio modesto. Frente a la familia de su esposo, comenzaba a experimentar su sensación de inferioridad. Tomó consciencia de que esta desvalorización, creada por ella misma, le había causado problemas de artrosis.

La ayudé a encontrar su valor, a ver su importancia y a comprender por qué había vivido esas situaciones. Se sentía revivida, llena de confianza en ella y en la vida. Se quitó el corsé que la aprisionaba. Para sorpresa de la gente de su entorno, se puso hacer cosas como si nunca hubiera tenido ningún problema en su columna vertebral.

No hay ningún milagro, es sólo esa prodigiosa energía de curación que reside en cada uno de nosotros.

El verdadero sanador está en nosotros

Cualquier curación que requiera de un intermediario, cualquiera que sea (médico, terapeuta, psicólogo, naturista, homeópata, etc.) cuenta con su confianza (sugestiones, soluciones, tratamientos, medicación, etc.). Sin esta confianza, el mejor tratamiento no pudiera ser eficaz, así como la peor de las intervenciones pudiera tener un efecto positivo si la confianza es total.

¿Qué es la confianza? La palabra *confianza* viene del latín *cum* (con) y *fides* (fe). La confianza es aquella situación donde colocamos o depositamos la fe.

El señor William Osler, médico canadiense e historiador de la medicina, considerado como el clínico más gran del mundo anglosajón a principios del último siglo, les enseñaba a sus estudiantes que la mayoría de los medicamentos y otros métodos de tratamiento de los que disponía la medicina de su época eran prácticamente inútiles. Según el especialista, las curas de las enfermedades orgánicas se debían esencialmente a la fe del enfermo, en la eficacia de su tratamiento y al confort aportado por los buenos cuidados del personal de enfermería. Para este médico de reputación, la fe que cura traduce las «influencias psicológicas» que activan los mecanismos de restablecimiento de la *vis medicatrix nature*, que no es más que nuestro poder de autocuración.

Esta fe sanadora es aún más evidente cuando nos damos cuenta de que los tratamientos dañinos para nuestra salud producen igualmente una curación. Pensemos en los sangrados y en la aplicación de sanguijuelas que curaron un buen número de enfermedades en el siglo XIX.

En la historia de la medicina abundan los ejemplos de medicamentos o tratamientos que se utilizaron durante decenios antes de que se reconociera que ellos hacían más mal que bien.

Siguiendo el tiempo y el lugar, se han prescrito escrotos de vaca, polvo de momias, serrín de madera, sangre de lagarto, víboras secas, esperma de sapo, ojos de cangrejo, raíces de malas hierbas, sustancias grumosas extraídas de intestinos de rumiantes, etc.

Al meditar sobre este siniestro inventario de pócimas «curativas» y de prácticas que gozaron, en su época, de tanta consideración como los medicamentos que se prescriben en la actualidad, uno se pregunta cómo los médicos pudieron conservar el honor y respeto pese a las medicaciones inútiles, y en ocasiones, peligrosas, que prescribieron durante millones de años[4].

Muy cerca de nosotros, una encuesta reciente realizada en Francia sobre los acontecimientos indeseables ligados a los cuidados, a los tratamientos o a los medicamentos, reveló que en 114 centros de atención médica (hospitales, clínicas privadas o públicas), cada año se producían entre 275.000 y 395.000 acontecimientos nefastos, lo que quiere decir una promedio de 900 casos por día, de los que 45% podrían ser evitados.

Títulos y diplomas favorecen la confianza, escribe el psiquiatra Patrick Lemoin[5], y de la misma manera, la eficacia terapéutica. El galeno cita un estudio que demostró que un mismo medicamento proporcionaba 70% de curación cuando era recomendado por un médico contra 25% cuando era recomendado por una enfermera.

Los resultados terapéuticos son proporcionales al aura de competencia y del calor humano que rodean al médico, al terapeuta o la persona que inter-

---

4. Como el efecto placebo.
5. *Le mystère du placebo*, París, Odile Jacob, 1996.

viene. Algunos tienen un carisma que solo su presencia tranquiliza y reconforta.

Una confianza absoluta en su médico o en su terapeuta puede incluso superar lo nocivo de algunos tratamientos y de sus efectos secundarios. Esto se explica por el hecho que el paciente se dice a sí mismo: «Si el médico en el que tengo confianza cree que ese tratamiento (o ese medicamento) puede ayudarme a curar, entonces yo también puedo creer que eso me va a curar».

Una participante en una de mis conferencias me contó la experiencia que vivió con el doctor que consultaba desde muchos años, tanto para ella como para sus hijos. Él era muy acogedor y siempre tenía el tiempo de escucharlos y motivarlos. Tenía tanto sentido del humor como de sabiduría.

Ella se vio afectada por un tumor maligno en un seno. Su médico, tras obtener el resultado de su biopsia le dijo: «Escucha, lo que debes hacer para curarte de este cáncer será muy difícil, dificilísimo. Vas a perder todo el cabello, te vas a sentir muy débil, incluso vas a sentirte más enferma que antes de haber iniciado el tratamiento, pero yo estaré ahí para ayudarte a superar esta etapa difícil; tú lo vas a lograr, te vas a curar, de eso no tengas duda».

La señora emprendió doce sesiones de quimioterapia que la hicieron sentir muy enferma. Pero cada vez que sufría los efectos secundarios del tratamiento, ella se acordaba de las palabras de su doctor. En el momento en que se tomó la decisión de quitarle el pecho, el doctor pasó a verla antes de su operación para motivarla y se acercó después. Luego se sometió a 25 sesiones de radioterapia. Pese a su debilidad, en ningún momento dudó de lo que su médico le había dicho.

Ella se curó completamente. La fe en ese profesional y en su curación movilizó la energía de curación en ella que le permitió superar los efectos nocivos de los tratamientos.

En cuanto al médico, la curación de su paciente no podía confortarlo sino con los beneficios de esos tratamientos. No le quedaba más que creer en ellos, y por ende, seguir proponiéndolos. No fue sino hasta el día de hoy que ese doctor se dio cuenta de que no fueron tanto las intervenciones las que curaron a esta mujer sino la fe en su curación que él le infundió.

Si es primordial que el enfermo crea en su posibilidad de curarse, es importante, y también necesario, que el profesional competente también lo crea. La mayoría de los médicos en la actualidad creen más en las estadísticas o en los pronósticos ya establecidos que en las capacidades de regeneración del organismo de sus pacientes. Es así que con mucha frecuencia ellos aniquilan la esperanza que hubiera podido estimular la energía de curación en esas personas.

Creer en su enfoque o en un tratamiento en particular es necesario, pero lo que es más importante es lo que cree la persona que se consulta. Yo cometí un error en el pasado que me permitió tomar conciencia de esta verdad.

Una señora me llamó para una consulta. Tenía un tumor maligno en un pecho y tenía que operarse la semana siguiente. Ella me preguntó mi punto de vista al respecto. Yo le respondí que yo creía que toda enfermedad tenía una causa y que si uno hallaba esa causa y la eliminaba, la curación tendría cabida. Me dijo que su doctor le recomendó la ablación del tumor con tratamientos de quimioterapia y de radioterapia. Yo cometí el error de contarle que, desafortunadamente todas las personas que yo conocía que se habían sometido únicamente a esos tratamientos habían fallecido. Mi reflexión provocó en ella un verdadero pánico, ya que la colocaba en una situación sin salida. Su pareja y su familia la impulsaron a tratarse con la medicina tradicional. Sus amigos, por el contrario, le recomendaron más bien que buscara la causa que le produjo ese tumor. Además, a su marido le parecía imposible que se negara a esa operación y a los tratamientos propuestos; por lo tanto, todos los trámites fueron puestos en marcha en este sentido.

Afortunadamente, más tarde vino a contarme sobre los sentimientos que mis propuestas suscitaron en ella. Yo le expliqué que mi reflexión había estado basada en la tristeza de haber perdido seres queridos que se sometieron a esos tratamientos. Yo la tranquilicé y le dije que también conocía a otras personas que superaron su dificultad. Eso la tranquilizó efectivamente y después pudimos hacer un buen trabajo en lo sucesivo.

Esta experiencia me hizo entender que no sólo se trata de creer en su enfoque; lo que resulta más importante es que la persona que sufre está dispuesta a creer. Es eso en lo que ella va a colocar su fe que va a movilizar sus mecanismos para curarse.

El perfeccionamiento de su arte pasa por el reconocimiento de sus errores.

Más tarde, cuando se me presentaba un caso similar, buscaba conocer la forma de pensar de la persona, en qué tenía confianza y qué la motivaba a seguir esa vía. Cuando ella me respondió: «No sé quién tiene la razón y no sé qué será lo mejor para mí», yo la invité a que se tomara el tiempo de reflexionar, de informarse, de hacerse preguntas, que buscara personas que habían escogido una u otra alternativa, y sobre todo, que escuchara lo que sintiera en lo más profundo de ella misma y que le fuera favorable.

El problema con la medicina tradicional es la urgencia de los tratamientos. Uno aprende de los doctores que un cáncer puede tomar entre diez a veinte años antes de aparecer, pero desde el momento en que se descubre todo se convierte en un asunto de semanas; hay que actuar rápido, muy rápido. La creencia se basa en que mientras más rápido se intervenga, mayores serán las posibilidades para curarse.

Yo pienso lo contrario, una decisión tan importante requiere un tiempo de reflexión y diversos puntos de vista.

A uno de mis tíos le diagnosticaron un cáncer maligno de colon. Se lo extirpó a través de una cirugía y luego le propusieron tratamientos «preventivos» de quimioterapia y de radioterapia. Para él, con la intervención había sido suficiente. Él se consideraba sano. Se negó a esos tratamientos y su doctor aceptó su decisión. Años después, se encontraba bien.

Por una parte, resulta importante creer en nuestra curación para movilizar la energía de curación en nosotros, y por otra puede ser muy difícil estar solo y creer o tener que luchar para hacer respetar nuestros puntos de vista. Cuando se tiene cerca a una persona de confianza, que nos motiva y que cree en nuestra curación, eso nos ayuda a creer más y a superar las dudas que pueden surgir. Pudiéramos pensar: «Si esta persona en la que confío cree que voy a curarme, entonces yo también lo puedo hacer». Norman Cousin declaró sobre la ayuda apreciable que recibió por parte de un amigo médico, el Dr. William Hitzig, con la decisión que tomó con respecto a ayudar a su cuerpo en su proceso de curación:

«Tuve una suerte increíble —escribió— de tener como médico a un hombre que sabía que su tarea principal consistía en motivar plenamente a sus pacientes, en su voluntad de vivir y de movilizar todos los recursos naturales de su cuerpo y de su espíritu para conseguir su curación.»

Norman Cousin recibió un diagnóstico según el cual sufría una enfermedad incurable y progresiva. Él se negaba a creer que estaba condenado a permanecer en una silla de ruedas y no permitió que el temor lo invadiera ni lo desmotivara. Sin embargo, requería de una persona en la que tuviera confianza y que pudiera creer igualmente en su curación para creer mejor en sí mismo. Fue eso lo que le aportó ese amigo médico.

«El respeto, la motivación y el apoyo de una persona enferma
valen más que un buen tratamiento.»

Pero por el contrario, si la persona tiene la impresión de que no se le respeta su elección o se siente obligada a un tratamiento, esto puede hacerle más mal que bien.

Como algunos médicos se ven confrontados tras el rechazo por algunos pacientes de recibir un tratamiento que a su juicio es esencial a la terapia iniciada, algunas veces se ven tentados a infundirles temor diciéndoles que no superarán su enfermedad o que les queda menos de un año de vida. Otros tratan de convencerlos con reproches. Ellos no se dan cuenta de la angustia en la cual colocan a sus pacientes.

Una de mis participantes se encontró en esa situación. Ella no deseaba recibir más tratamientos de quimioterapia, ya que sentía que su cuerpo ya no podía soportarlos. El doctor había convencido a su marido de la necesidad de llegar hasta el final del tratamiento. Su esposo se puso al lado del doctor y le rogaba que continuara: «Te suplico, los niños y yo te necesitamos, no queremos perderte, acepta continuar por nosotros».

¡Qué doloroso fue para ella! Ella amaba a su marido y a sus hijos, pero estaba convencida de que si continuaba, los tratamientos la iban a matar. Buscó hacerse comprender, pero no tuvo éxito. Ella me confesó: «Yo sé que hay muchas personas que tiran la toalla. Cuando uno tiene que luchar contra su enfermedad y también con aquellos que más bien deberían motivarnos y darnos apoyo, es demasiado. No sé de dónde saqué la fuerza para resistir, pero estoy totalmente convencida de que si no hubiera escuchado lo que sabía sin ningún tipo de duda, yo no estaría de este mundo. Si yo me enfrentaba con mi marido y mi médico, era justamente pensando en mis hijos».

¿Qué debemos pensar con respecto a los pronósticos?

Si un diagnóstico puede crear en nosotros un choque que va a desestabilizarnos, ¿qué se puede decir de un pronóstico?

¿Qué es un pronóstico? Es una previsión médica de probables consecuencias de una enfermedad y de su evolución. Se basa en las estadísticas y la evaluación que hace el médico con respecto a su enfermo, tomando en cuenta su edad, su enfermedad y su estado general.

El pronóstico no es más que una suposición basada en las probabilidades, nunca en las certezas. Pero cuando un paciente escucha a su médico decir que le quedan alrededor de seis meses de vida, para él no una suposición sino una condena.

Nunca me voy a olvidar de lo que me contó uno de mis profesores de microbiología. Eso ocurrió cuando él era internista. Un día el profesor acompañó a uno de sus superiores a pasar revista a los pacientes. El especialista entró a la habitación de un hombre y le dijo: «Estimado señor, voy a ser franco y directo con usted, ya recibí los resultados de sus exámenes: usted tiene cáncer en los ganglios de tercer grado; sólo le quedan seis meses de vida». Mi profesor agregó: «En el momento en que salimos del cuarto, el paciente se lanzó por la ventana». Era un hombre de corazón sensible; ese doctor nunca más se dirigió de esta manera a ninguno de sus pacientes.

¿Un pronóstico puede aniquilar la esperanza de un paciente?

La historia de Alison se asemeja a la de las personas con cáncer. Su relato nos muestra como las palabras, las respuestas y los pronósticos de los médicos pueden tener repercusiones tan favorables como dañinas en el estado de salud de un enfermo. Alison ya había sido tratada por un cáncer de pecho. En el momento de nuestro encuentro tenía cáncer de pulmón.

Cuatro meses después del fallecimiento de su padre, se descubrió una protuberancia en su pecho derecho. En el mismo período se enteró que una de sus hermanas debía hacerse la ablación completa de un seno. Para ella fue la angustia total. No le hablaba a nadie. Prefería esperar los resultados de los exámenes y no inquietar a sus allegados.

Luego de una mamografía dolorosa, le descubrieron que tenía una masa anormal e inquietante y que era necesario hacerle una biopsia para establecer el diagnóstico. «Masa inquietante... ¿sería eso un cáncer?», le preguntó al médico. Este le respondió: «No lo sabremos sino después de la biopsia».

La idea de que una larga aguja penetraría en su seno le causaba un gran temor. El procedimiento se realizó sin anestesia. Alison sintió un dolor terrible cuando la aguja entró en su seno y cuando fue extraída con la muestra. Los análisis confirmaron que se trataba de un tumor maligno de alto grado (carcinoma infiltrante).

Le administraron tratamientos de radioterapia, luego vino la cirugía. Se le retiró la protuberancia con ensanchamiento en más de diecisiete ganglios, de los que seis presentaban metástasis, según los términos médicos. Luego le prescribieron doce tratamientos de quimioterapia muy agresivos.

En los días subsiguientes del primer tratamiento, Alison tuvo que ser hospitalizada de urgencia: neutropenia febril (caída de los glóbulos blancos). La fiebre no le bajaba y presentaba dificultad para respirar; el interior de su boca y de su esófago estaban llenos de úlceras (tumores ulcerativos) y sus cabellos se caían a puñados. Alison había sido colocada en un cuarto aislada de manera que no pudiera recibir visitas por temor a una infección.

Ella le preguntó a su médico si tenía una infección. «Eso pudiera ser fatal puesto que casi no tienes glóbulos blancos para defenderte», respondió él.

Alison se durmió con ese temor y tuvo una pesadilla en la que veía a un hombre que estornudaba sobre ella. Ello la llevó a lo que su médico le había dicho. Se despertó con pánico, el pecho caliente y respiraba con dificultad. El médico de guardia le dio un calmante y le puso una máscara de oxígeno. Ella tenía la seguridad de que se iba a morir y que tan sólo le quedaban unas cuantas horas. Pidió que llamaran a su marido para que viniera rápidamente con su pequeño hijo.

Cuando vio a su hijo de cinco años le dijo que tenía miedo de morir y de no poder abrazarlo antes de partir. El niño colocó sus brazos alrededor de su cuello y le dijo: «No mamá, tú no te vas a morir, tú te vas a curar, yo lo sé...».

Toda la magia y todo el amor que ella sintió por parte de su retoño fueron extraordinarios para ella. Ella pensó: «Si él es capaz de ver que yo me voy a curar, entonces yo también puedo creerlo y aferrarme a la vida».

Su médico pasó a verla más tarde. El especialista le confirmó que las sensaciones de quemaduras en el pecho, las úlceras en su boca y esófago, su neutropenia, la caída del cabello, su debilidad extrema y sus dificultades a respirar eran efectos de la quimioterapia. Ella le dijo que el tratamiento había sido muy fuerte y que quería disminuir la intensidad en la próxima sesión. Eso la tranquilizó un poco, ya que creía que su fiebre y sus quemaduras atroces se debían a una infección.

La fiebre continuó y Alison se sintió exaltada durante el día. Su marido vino a verla en la noche. Al quererla motivar, pero sin saber mucho que palabras emplear, le dijo: «¡Tienes que ser positiva y optimista!». (Frente a un problema, el hombre —lado masculino— ofrece soluciones, mientras que la mujer —lado femenino— más bien necesita comprensión.)

Alison lo tomó muy mal, esas palabras parecían que la tildaban de cobarde. Eso la enervó, la puso furiosa. Me dijo: «Me siento fatal, en lugar de tenderme la mano, mi marido me reprochó el hecho de estar enferma». La mujer no se sentía comprendida en su sufrimiento y en su evolución. A ella le hubiera gustado que él le dijera que él comprendía su sufrimiento y que él estaba allí para ayudarla, para respaldarla en este momento difícil. Como ella no sentía esta comprensión, se cerró completamente y no le pidió ayuda a más nadie. Al salir del hospital, iba sola a sus sesiones de quimioterapia.

Un día que se encontraba en la sala donde se administraba los tratamientos para otros cánceres, se topó con una de sus primas que había padecido cáncer de pecho y que ahora era tratada por un cáncer en los huesos. Alison estaba muy conmocionada de verla: «Ella era puro sufrimiento. Ella se arrastraba tanto y tenía dificultad para caminar y respirar. A pesar de todo, ella luchaba por vivir. Yo sentía que esos tratamientos la llevarían a la muerte».

Cuando se enteró de la muerte de esta pariente, se dio por vencida: no lo podía creer. Ello se manifestó en su cuerpo, ya que el número de glóbulos blancos ya no subían, peor aún, disminuía.

En el noveno tratamiento los médicos acordaron que de continuar con la quimioterapia esta mujer pondría su vida en peligro. En su lugar, le propusieron 25 nuevos tratamientos de radioterapia, pero luego de cada uno, Alison se sentía cada vez más débil. Ya no tenía ni un solo vello, no tenía cabello, su tez era grisácea: ¡parecía un cadáver ambulante! Esa situación la tenía desmoralizada, a ella le parecía que esos tratamientos no servían para nada. Ella pensaba: «¿De qué sirven estos tratamientos, todo este sufrimiento? Ellos no salvaron a mi mamá ni a mi prima, es mejor terminar con todo esto de una vez». Ella me dijo: «Qué contradicción. Yo luchaba por vivir y sólo quería una cosa: morir».

Al final de los tratamientos de radioterapia su doctor le propuso hacerse un examen para comprobar si había cáncer del cuello uterino. La llamó en los días siguientes y le dijo: «Descubrimos células anormales en tu *frottis*. Debes tomar una cita para hacerte una colposcopia».

Al escuchar esas palabras, Alison sintió una especie de *shock* que la dejó sin palabras. Ella pensó: «Si tengo células anormales en el cuello del útero es porque el cáncer se generalizó. Todo se terminó, me voy a morir».

Tuvo miedo. Al pensar en su pequeño hijo de seis años ella se decía: «Tan sólo tiene seis años y aún necesita de mí». La angustia y el desasosiego que la inundaban eran terribles, no dormía.

Dos meses más tarde, su médico le realizó una radiografía pulmonar que reveló manchas redondas en sus pulmones. Le informó que desafortunadamente ella presentaba un cáncer metastásico en los pulmones. De nuevo le propuso tratamientos de quimioterapia, pero diferentes en esta oportunidad.

Descubrió en el primer tratamiento que se trataba de un tratamiento paliativo y no cualitativo. Ello la llevó a concluir: «Me encuentro en un estado avanzado, se acabaron las oportunidades de curarme. Lo que me están haciendo es atenuarme un poco el cáncer».

Buscó en internet información sobre *taxotere*, el medicamento que le estaban suministrando. Descubrió que los resultados eran prácticamente inútiles y que la lista de los efectos secundarios era tan larga como espantosa. Pensó de manera seria no seguir tomando el medicamento, pero su marido no estaba de acuerdo. Entonces siguió y tuvo una reacción muy fuerte. De nuevo tuvo que ser hospitalizada. Me dijo: «Siento como si me hubieran inyectado ácido, fue como si me estuviera quemando por dentro, fue un sufrimiento atroz, insoportable».

Esa noche en la cama del hospital tomó la decisión de parar todo. Se sentía bien con su decisión. Cuando hablaba con los miembros de su familia, a estos no les quedaba más que apoyarla, ya que su madre había recibido todos esos tratamientos y nada de eso la habían curado ni salvado.

Cuando le informó al médico de su decisión, este le dijo: «No tienes el derecho de parar, ¡debes seguir luchando! Tú eres joven, tienes un hijo que necesita de ti…». Ella le respondió: «No es a la vida a la que renuncio, es a la quimioterapia, simplemente voy a escoger otra vida, ya que esta me está matando. Al decidir terminar con este tratamiento, es la vida la que escojo».

Al salir del hospital al doctor le parecía que Alison se encontraba frente a ella misma, que no podía contar con nadie más. Eso le causó temor, pero ella aceptó asumir el reto.

Alison comenzó a leer libros de personas que habían optado por otras formas de curarse. Se puso a pensar de manera minuciosa en todas las personas que ella consideraba como responsables de su enfermedad. Por primera vez se abrió a la ayuda externa. Incluso se atrevió a pedirle a su marido que la apoyara. Pero este no estaba de acuerdo con su decisión y eso más bien le creaba dificultades a ambos. «Para él la medicina era una balsa salvavidas, el único que él conocía. Eliminar esa balsa significaba el hundimiento de los dos».

Su cirujana también trató de intervenir en su decisión diciéndole que sin los tratamientos no le quedaría mucho tiempo de vida. Ella pensó: «Con los tratamientos, yo no tendré más tiempo, sino menos».

Además, una noche, en un sueño se le apareció un amigo de su padre. Este hombre había recibido durante siete años tratamientos paliativos motivado por un cáncer en los ganglios. Había sufrido mucho y murió con dolores atroces. En el sueño este le dijo: «No hagas como yo, no hagas lo que yo hice, busca otra cosa…».

El hombre se le apareció en sueños durante cinco noches consecutivas para darle el mismo mensaje; ella los necesitaba para no ceder a la presión de su marido. Al sexto día, su marido aceptó finalmente su decisión, y el sueño no se repitió más.

Ahora su cambio podía comenzar. Las puertas se abrieron. Encontró a una mujer que proporcionaba tratamientos energéticos y que la introducía a la relación de causa y efecto. Se dio unos masajes beneficiosos, se realizó tratamientos de acupuntura, entre otros.

Alison sentía como si estuviera renaciendo. Su voz interior le decía: «Llama a Claudia Rainville». Pero ella pensaba: «Hace aproximadamente nueve años que no le he vuelto a ver, no sé dónde está…». Me buscó por internet simplemente escribiendo en un buscador la palabra «metamedicina». Fue así como me encontró.

Trabajé con Alison para llevarla a comprender el por qué de ese cáncer de pecho y de pulmón. También la ayudé a liberar emociones que estuviesen relacionadas, a hacer el duelo de su madre que nunca había hecho y que fue reactivado con la muerte de su padre, a liberarse del miedo a la muerte, a desdramatizar el choque vivido cuando le anunciaron la presencia de células anormales en el cuello uterino, y por último, a creer en su curación y a tener proyectos.

Alison recobró fuerzas y comenzó a dormir de manera más regular. En realidad estaba en vías de recuperación. Irradiaba alegría y bienestar; su familia se alegraba por su buen semblante. Incluso su marido empezó a creer en su curación.

Durante una cena familiar, su hermano le dijo que estaba muy contento de verla de esa manera. Ella le respondió: «Voy a superar el año fatídico que me dijeron que me quedaba de vida…». En ese momento su marido intervino: «No Alison, no fue un año que el doctor te dio de vida: fueron tres meses. Él me lo había anunciado, pero no queríamos decírtelo».

Su compañero de vida le dijo esas palabras para mostrarle cómo el trabajo personal que ella había emprendido la había ayudado. Asimismo, él quería demostrarle que pese al temor que sintió cuando ella decidió no seguir su tratamiento de quimioterapia, ahora creía en su curación.

Pero desafortunadamente Alison entendió otra cosa. Ella se repitió: «Tres meses, tres meses… sólo me quedan tres mesas de vida… Y no debe quedarme mucho…».

El miedo a morir que tenía había salido a flote con intensidad. Después de meses, ya no sentía dolores, pero luego del *shock* causado por el pronóstico que le habían dado a su esposo, Alison dejó de dormir: el miedo obsesivo de morir no la dejaba. El sufrimiento volvió con intensidad, obligándola a contactar a su doctor quien de nuevo le pidió realizarse unos exámenes de pulmón.

Cuando se encontró con su cirujana, esta le reveló que sus tumores habían aumentado que tenía uno del tamaño de un huevo. Alison le dijo: «Pero todos mis exámenes están normales… Mis glóbulos blancos aumentaron y ahora se encuentran normales. Yo respiraba bien, me encontraba bien hasta esta eventualidad». Lo que quería decir en realidad era: «Dime que aún me quedan oportunidades de superar esta situación». La especialista le respondió con seguridad: «No tiene nada que ver». Alison lo entendió con las siguientes palabras: «Tu cáncer sigue desarrollándose, el resultado es evidente». Alison se hundió en la enfermedad.

Imaginemos que la cirujana más bien le hubiera dicho: «Bueno, si los demás exámenes están bien, tus glóbulos blancos subieron, es una buena señal. Ello prueba que tu cuerpo va por buen camino». ¿Cómo hubiera reaccionado Alison? ¿Se sentiría condenada o eso hubiera activado la energía de curación en ella?

Yo me encontraba en el extranjero cuando Alison vivía esos nuevos choques. Cuando llegué, la ayudé a liberarse de esos pronósticos desfavorables, a confiar en su curación, aunque sólo éramos ella y yo las únicas que creíamos. Ella quería estar convencida, pero tenía miedo de vivir en una ilusión.

Como el choque había sido importante, su fase de recuperación fue muy intensa. Desarrolló un edema cerebral que le provocó una hipertensión intracraneal. Me llamó un domingo después del mediodía, tenía problemas de elocución y tenía los brazos y los labios entumecidos. No sabía qué hacer.

Yo había leído que en los casos de un edema en fase de recuperación, se aconsejaba la hidrocortisona retardada. Al no poder prescribírsela, le sugerí llamar a su médico. Este le recomendó que se presentara con urgencia.

El médico que la recibió quería hacerle un rastreo corporal. Ella se negó, le dijo: «No quiero porque yo sé que usted va a ver cosas y no deseo saber de sus sombríos pronósticos». Este le respondió: «Tengo la seguridad de que se trata de una metástasis en el cerebro. Hasta ahí ha llegado con su enfermedad». Ella le respondió: «Es eso lo que no quería escuchar».

Pero el mal estaba hecho, era como una especie de villana predicción que le perseguía a pesar de todos los esfuerzos que se hacían para renunciar a ella. La frase de ese doctor la obsesionó; para un profesional una «metástasis en el cerebro» no es sino un diagnóstico entre otros tantos, pero para la persona que teme dejar a su pequeño de seis años, esas palabras son espantosas.

¿De qué vale cuidar bien el cuerpo si se destruye a esperanza de su paciente?

El doctor aceptó darle la orden con la prescripción de cortisona para algunos días y le recomendó ver su médico tratante. Luego de algunos comprimidos, los entumecimientos cesaron y su elocución mejoró.

Luego fue a ver a su médico, le hizo saber del trabajo que había hecho y del bienestar que sentía. Ella le habló de ese nuevo choque que había vivido tras escuchar ese pronóstico.

Alison me confesó: «Pensé que el doctor era una persona abierta a otros enfoques diferentes a la medicina. Me di cuenta de que no era sí cuando me respondió: "Son hermosas todas esas ideas que le han metido en la cabeza, pero la realidad es otra, no piense que en un abrir y cerrar de ojos estará curada. Los hechos son los siguientes: Usted está en fase terminal"».

Un día le dije a Alison: «Mientras haya vida hay esperanza»; ella agregó: «Cuando se pierde la esperanza, se acaba la vida».

Fue eso lo que pasó. Esos pronósticos sombríos le dieron la razón a Alison. Antes de escuchar esos pronósticos ella se encontraba de maravilla, pero tras escuchar el diagnóstico revelado por su marido se vino abajo.

Veamos lo que dice el profesor David Servant-Schreiber con respecto al tema de los pronósticos:

Diez años luego de haberle diagnosticado que tenía sida, Paul se encontraba con vida. Fue antes de la triterapia, y todo el mundo le preguntaba qué era lo que hacía para resistir a la enfermedad. Él respondía que tomaba suplementos naturales, que vigilaba su alimentación y que hacía deporte de manera regular. Un día, durante una rueda de prensa, un profesor de medicina le anunció: «Lamento decirle lo siguiente, pero he tenido muchos pacientes que hacían lo mismo que usted e igualmente murieron. Pienso que, desafortunadamente, de aquí a un años su enfermedad lo vencerá». Efectivamente, Paul murió en ese año, abatido por esta terrible condena. Algunos sacerdotes vudúes pueden acabar con la vida de una persona en 24 horas tras «echarle un hechizo». Los grandes sacerdotes de la medicina moderna son menos rápidos pero ¡son iguales de temibles!

Hicimos el siguiente experimento: se trasplantó un tumor cancerígeno a dos ratas a las que luego les enviaron choques eléctricos. Una tiene la posibilidad de evitar las descargas al apoyarse en una palanca, mientras que en la otra no. En la primera, el sistema inmunitario se pone de manifiesto para contra atacar y eliminar las células cancerosas. En la segunda, rápidamente desalentada, las células inmunitarias están paralizadas y su cáncer la destruye en algunas semanas.

¿Fue así como murió Paul? ¿Cuándo tuvo la impresión que ya no podía hacer nada útil para escapar a los «choques» que le propinaba su enfermedad? El cáncer se desarrolló más rápido y de manera más agresiva en los pacientes que controlan mal el estrés inevitable de la existencia (esa sería, además, una de las razones por las cuales los grupos de conversación prolongan la vida). Ahora bien, ¿qué más grande estrés pudiera ser que el de escuchar decir que no hay esperanza de curarse?

Casi todas las semanas, escucho a pacientes que me cuentan cómo fueron condenados sin determinación por sus cancerólogos. Esas frases son dirigidas con la más grande seguridad, como si las estadísticas tuvieran valor de ley. Por haber cometido este error, creo que los médicos tienen más miedo de dar falsas esperanzas que de hablar de lo peor que pudiera ocurrir. Para defenderse de este «vudú», desde ahora, los pacientes deben saber más que su médico sobre lo que pueden hacer para ayudarse ellos mismos. Deben comenzar por tener más confianza en sus cuerpos así como la medicina también busca dárselas[6].

«Mejor vale dar una falsa esperanza que engendrar una profunda desesperación.»

Si los médicos tomaran consciencia del mal que pueden hacer con sus sombríos pronósticos, nunca los pronunciarían. Sin embargo se comprometieron a abstenerse de hacerle mal a sus pacientes cuando hicieron el juramento hipocrático: «Seguiré el método de tratamiento que, según mi capacidad y juicio, me parezca mejor para beneficio de mi paciente, y me abstendré de toda acción dañosa o malintencionada».

Un objetivo preciso a alcanzar

Si la voluntad de vivir y la fe en nuestra curación movilizan nuestra energía de curación, también es importante tener un proyecto bien definido.

Un objetivo, un fin o un proyecto claro es una dirección que se le da al subconsciente. Ese proyecto es una motivación que va a permitirnos mantener nuestra voluntad de curarnos y mantener la fe en nuestra curación.

Saku Koivu, jugador de hockey profesional desarrolló un linfoma. Contó con el apoyo y de la motivación de su esposa, de sus amigos y de sus admiradores. A lo largo de los tratamientos dolorosos que recibió, Saku tenía como objetivo preciso volver a jugar hockey, pero para que eso fuera posible tenía que recuperarse. Mientras más alimentaba su subconsciente con ese objetivo, más rápida era la energía movilizada para curarse, y así poder con-

---

6. *Psicologies*, núm. 213, noviembre 2002. David Servan-Schreiber, profesor en psiquiatría, fundó un centro de medicina complementario en la universidad de Pittsburg en los Estados Unidos, y fue director.

cretar ese objetivo. Después de haber superado su cáncer, Saku anunció: «Este año retomo el hockey».

Una de mis participantes que sufría de esclerosis en placas se encontraba en una silla de ruedas cuando asistió a uno de mis seminarios de metamedicina de doce días. Al principio, se mantenía acostada, y gradualmente, pudo mantenerse sentada por más tiempo. Al final de las sesiones, tras haber liberado la situación que la llevó a desarrollar esa enfermedad, pudo dejar definitivamente la silla de ruedas. Cuando su esposo la fue a buscar, no podía creer lo que veía ante sus ojos. Más tarde, la mujer caminaba con la ayuda de un bastón para desplazarse.

Yo estaba convencida de que ella hubiera podido recuperarse aún más, pero su objetivo iba en contra de una curación total. Ella gozaba de un seguro-salario por estar enferma. Si se hubiera recuperado completamente, hubiera tenido que volver al mercado laboral y eso era lo menos que ella quería.

Es muy importante conocer nuestra motivación o la de la persona que nos consulta para así verificar si va en la dirección hacia la curación o la salud. Además, un proyecto bien definido no debe ser muy lejano o muy difícil de creer. Por ejemplo, le sugerí a una de mis participantes que no pensara que no se vería por un largo tiempo celebrando, al menos por cuatro meses, el cumpleaños de su hija a la que tanto amaba. Como estaba motivada a asistir, ese interés no hacía más que activar su energía de curación para ayudarla a creer más en su posibilidad de curarse.

En fin, una vez logrado el objetivo, hay que fijarse otro, y así hasta la curación completa. Muchas personas mueren luego de haber alcanzado su objetivo como: pasar la navidad con sus familiares y allegados o ver a un niño que tenían mucho tiempo sin ver, etc. De allí la importancia de tener un nuevo objetivo una vez que se ha logrado el que ya estaba establecido.

¿LA ENERGÍA DE CURACIÓN PUEDE ACTIVARSE A TRAVÉS DE LA RISA?

La risa es con certeza un remedio eficaz contra el estrés del cotidiano. No produce sino efectos favorables y se puede obtener sin prescripción médica.

Los beneficios psicológicos de la risa

La risa se propaga a todos los músculos de la cara, la laringe, el diafragma, la caja torácica y el abdomen. Ella crea, por consiguiente, una profunda relajación que libera las tensiones. Los músculos se relajan al igual que los esfínteres; el ritmo cardiaco que había aumentado comienza a disminuir y lo mismo ocurre con la tensión arterial.

La risa mejora el tono muscular, la oxigenación cerebral, el sistema cardiovascular, el sistema digestivo y el metabolismo general. Además, estimula la producción de endorfinas y de catecolaminas que actúan como una morfina natural. Estas hormonas disminuyen el dolor y permiten conciliar un mejor sueño.

La risa es un antídoto natural al estrés. Mejora nuestra calidad de vida y nos hace más felices y más receptivos a los otros. También, refuerza la armonía en los lazos afectivos y sociales. De la misma manera, nos permite desdramatizar mejor las situaciones y evitar crisis mayores. Incluso puede servir como catarsis frente a pulsiones agresivas.

La risa es algo espontáneo, natural, le pertenece al niño que llevamos dentro independientemente de nuestra edad. Cuando nos reímos o cuando experimentamos alegría, despertamos al niño feliz en nosotros, ese niño es nuestra alegría de vivir.

¿Cuando estamos tristes, deprimidos o angustiados, podemos estar perturbados por ya no sentir esa alegría de vivir? Muchos pacientes luchan para curarse, pero al mismo tiempo ya no tienen el gusto de vivir, puesto que ¡perdieron esa alegría de vivir!

¿Por qué ya no sabemos reír?

En nuestra sociedad accidental —en la que el énfasis está puesto en el trabajo, lo serio, el lado racional— reír es considerado como algo inconveniente cuando se hace fuera de un lugar o de un tiempo reservado para este fin.

Incluso en la escuela, un niño que se ríe, ya es mal visto. En clase hay que ser serio, hay que estudiar bastante para tener buenas calificaciones y para ser motivo de orgullo de los padres. Esta actitud nos lleva a realizar largos estudios, luego a ocupar un cargo con responsabilidades en el que cada vez somos más racionales y padecemos estrés. No tenemos tiempo, nos concentramos en el dinero, en los bienes materiales, etc. Ya no nos damos gustos o placeres en la trayectoria de nuestras vidas; no nos satisfacemos sino con los objetivos alcanzados.

Si queremos reír, necesitamos buenas razones (sino podría parecer algo estúpido); existen momentos, lugares y profesionales para ello. Durante mucho tiempo, me sorprendí tras constatar que las emisiones de televisión o algunas piezas de teatro que consideraba como «embrutecedoras» pudieran tener tanto éxito. Hoy en día entiendo mejor como esos programas les permiten a las personas olvidarse de sus problemas y disminuir su nivel de estrés. Si la profesión de humorista se encuentra en auge en el mundo occidental, es porque hemos perdido nuestra capacidad de reír. En el presente requerimos de especialistas para poder hacerlo. Quizá, ¿deberíamos volver a aprender a reírnos y a pasarla bien?

En Canadá, algunas actividades son consideradas por la gente seria como «chabacanas»; el juego de los bolos forma parte de ellas. Al interrogar a un hombre con respecto a este tema respondió: «Quizá seamos unos chabacanos, pero sólo Dios sabe ¡cuánto gozamos!».

Para volver a encontrar la capacidad de reír de manera espontánea o pasarla bien, se debe comenzar por deslastrarnos del temor a ser juzgados por los demás, del temor al ridículo, y lo demasiado perfeccionista o lo demasiado serio de la vida. En resumen, hay que ser capaces de reírse de sí mismo y de las pequeñas situaciones divertidas que se presentan. De lo contrario, corremos el riesgo de ya no poder reírnos si no es a través de un estímulo.

Algunos estudios han demostrado un aumento del número de anticuerpos salivares después de la proyección de una película cómica. Por el contrario, una película de guerra o la proyección de imágenes catastróficas de las que los medios se benefician una y cada vez más (basta con recordar las imágenes de las torres del World Tarde Centre en Nueva York el 11 de septiembre de 2001), producen una disminución de la cantidad de anticuerpos, lo que manifiesta un debilitamiento del sistema inmunitario general.

En fin, la risa contribuye a un mejor estado de salud además de hacernos más felices y más hermosos.

¿Puede la risa curarnos de un cáncer o del sida?

Si partimos del principio que toda enfermedad tiene una causa, comprenderemos que la supresión de esa causa es la que permitirá a nuestra energía de curación restablecer nuestra salud. No obstante, la risa podrá ayudar a esta energía a actuar mejor en nuestro organismo por las bondades psicológicas y fisiológicas que proporciona. También, el hecho de olvidarnos de nuestra enfermedad por algún momento resulta muy provechoso.

El lado nefasto de los tratamientos a seguir durante un largo período o de por vida es que cada vez que tomamos medicamentos, esa acción nos hace recordar que estamos enfermos y nos mantiene, en consecuencia, con una energía deprimente.

Una participante afectada por una aspergilosis pulmonar recibía cuidados a domicilio. Su cuarto parecía un verdadero dispensario. En el trabajo que hice con esta persona, la palabra más frecuente en nuestro intercambio fue «condenada»: fue así como se sentía.

Un día tomó la decisión que su vida no giraría en torno a esa enfermedad. Se cambió a una habitación más bonita y le pidió a sus enfermeras que no la atendieran en ese lugar. Ese simple cambio fue muy beneficioso.

En lo sucesivo, comprendió la causa de su aspergilosis, liberó las emociones que estaban ligadas y se curó completamente en los meses que siguieron.

Desafortunadamente, esta mujer había aprendido a vivir a través de la enfermedad (recibía desde hacía quince años una pensión por incapacidad) y no sabía cómo desenvolverse de otra manera. Esta dificultad de abandonar ese modo de vida la condujeron al desánimo; padeció una neumonía tras otra y la aspergilosis se transformó de otra manera en sus pulmones.

Para activar la energía de curación, tenía que estar dispuesta a abandonar la seguridad que la enfermedad le había proporcionado para poner toda su voluntad y así poder crear una nueva vida.

PARA CONCLUIR, RECORDEMOS LOS PUNTOS SIGUIENTES:

> Poseemos en cada uno de nosotros una energía de curación.

> La motivación, los pensamientos positivos, la voluntad, la confianza y la fe en la posibilidad de sanar activan la energía de curación.

> Los pronósticos sombríos, el desánimo, el desespero, la tristeza y la abdicación nos quitan esta energía requerida por nuestro cuerpo para curarnos.

> Podemos engrandecer aquello en lo que centramos nuestra atención.

> Aprendamos a agradecer las cosas buenas, en lugar de sólo mirar lo malo.

> Y recordémonos: el médico nos trata una enfermedad, pero es el cuerpo el que la cura.

Capítulo 5

Resolver los conflictos que crean mis males

¿QUÉ ES UN CONFLICTO?

Un conflicto es una perturbación en el desarrollo habitual de nuestras actividades cotidianas. Cuando un conflicto se presenta de forma inesperada, le damos el nombre de choque (conmoción). Frases como: «No me lo esperaba para nada»; «es como si la tierra me comiera»; «fue como un golpe en la cabeza», expresan nuestro sentir.

En el caso de una preocupación, una dificultad o una prueba encontrada, le damos el nombre de estrés. Puede tratarse de algo a lo que le tememos, como por ejemplo, no tener suficiente dinero para pagar una reparación importante en la casa, descubrir que su marido le es infiel, que su hijo consume drogas, temor a que la empresa para la cual trabaja quiebre, etc.

Cuando reaccionamos emocionalmente frente a una situación, hablamos entonces de una reacción emocional. Toda reacción emocional está en consonancia con el recuerdo de un acontecimiento similar registrado en la memoria emocional de nuestro cerebro límbico. Por ejemplo, si una persona quiere imponernos una decisión que consideramos injusta, pudiéramos despertar en nosotros el recuerdo de una situación vivida como arbitraria, implicando a una persona en posición de autoridad, tal como un padre, un profesor o un director.

Cualquier choque, cualquier estrés y cualquier reacción emocional va activar nuestra simpaticonía y va a colocarnos en fase activa del conflicto, produciendo síntomas y luego enfermedades si no encontramos soluciones para liberarnos de ese estrés.

¿Qué ocurre cuando nos vemos enfrentados a un conflicto?

Para comprenderlo bien, tomemos como ejemplo un piano. Cuando el pianista presiona una tecla, el mecanismo de esa tecla se levanta para accionar un puente que, a su vez, propulsa un martillo en la cuerda correspondiente, la cual emitirá el sonido específico de la nota pisada.

Por analogía con nuestro cuerpo, la nota del piano sería el equivalente a nuestro sentir con respecto a una situación vivida. Ese sentir va, entonces, a golpear como un martillo en una zona muy precisa de nuestro cerebro. A partir de esta área específica, un impulso será transmitido por los neurotransmisores a una fibra nerviosa (una cuerda del piano) para repercutirse en el órgano correspondiente.

LOS TIPOS DE CONFLICTOS

A pesar de que existen muchos tipos de conflictos, podemos reagruparlos de la siguiente forma:

- Los conflictos arcaicos;
- Los conflictos de amenaza para nuestros órganos vitales y de deshonra;
- Los conflictos de desvalorización;
- Los conflictos de pérdidas;
- Los conflictos de influencia;
- Los conflictos de inseguridad;
- Los conflictos de relación.

Los conflictos arcaicos

Estos conflictos están principalmente ligados a nuestra supervivencia. Veamos algunos ejemplos:

- El temor a morir puede crear un tumor en un pulmón;
- El temor a morir por falta de medios de subsistencia (alimentación. dinero, vivienda) puede crear un tumor en el hígado o en el intestino;
- El temor a morir al enfrentar situaciones peligrosas o a una agresión puede crear un tumor en los riñones.

Los conflictos de amenaza para nuestros órganos vitales y de deshonra

Estos conflictos afectan principalmente las envolturas de nuestro cuerpo: piel, cerebelo (dermis, corión), pleura, peritoneo, pericardio, escroto de los testículos, etc. Veamos algunos ejemplos:

- Temer por nuestro corazón luego de haber recibido resultados de exámenes médicos puede conllevarnos a desarrollar una pericarditis;
- Temer por nuestros otros órganos luego de una intervención quirúrgica puede conllevarnos a desarrollar una afección al peritoneo que se manifestará en un aumento importante de la cantidad de líquido de ascitis en nuestro abdomen;
- Inquietarnos por no poder responder a las exigencias del empleo que nos permite asegurar la subsistencia de nuestra familia puede llevarnos a desarrollar un tumor en el corión;
- Trabajar en un lugar en el que continuamente respiramos fibras o impurezas puede hacernos temer por la salud de nuestros pulmones y favorecer el desarrollo de una pleuresía;
- Sentirnos denigrados y no respetados puede conllevarnos a desarrollar un melanoma;
- Sentirnos amenazados o con la sensación de tener una pistola apuntando nuestra cabeza puede provocar migrañas.

Los conflictos de desvalorización

Estos conflictos afectan principalmente los tejidos conjuntivos (huesos, músculos, tendones, etc.), y los tejidos vasculares (arterias, venas, sangre, etc.). Nos desvalorizamos cuando:

- Nos comparamos con los otros y nos denigramos;
- Buscamos la perfección y no aceptamos sus límites;
- Nos culpabilizamos y nos hacemos reproches;
- Utilizamos propósitos derrotistas como: «nunca podré hacerlo»; «eso no funcionará»; etc.
- Nos criticamos y nos rechazamos cuando pensamos o decimos que no valemos, que no servimos para nada, que somos unos incompetentes, etc.;
- No logramos los objetivos que nos habíamos fijado o cuando no logramos los sueños que deseábamos;
- Nos dejamos invadir por el miedo o cuando dudamos de nosotros mismo o de nuestras acciones.

Los conflictos de desvalorización pueden manifestarse, por ejemplo, en artritis, artrosis, esclerosis múltiple o en un cáncer de huesos.

Si la desvalorización es de orden afectivo, puede dar lugar, entre otras, a anemias o a una hipoglucemia.

Los conflictos de pérdida

Estos conflictos son en su origen uno de los más grandes choques y de los estados de estrés más intensos. Son causados por:

- La pérdida de un hijo, de un esposo, de un padre, de un amigo o de un animal amado;
- Una ruptura de relación sentimental con un hijo;
- La pérdida de un empleo o de su empresa:
- La pérdida de lo que representaba su estabilidad;

- La pérdida de sus referencias, de sus orígenes, de sus esperanzas o de un sueño anhelado;
- La pérdida de su casa, de su auto o de sus economías;
- La pérdida de su juventud, de su belleza, de su poder, de su salud o de una función de su cuerpo.

Los conflictos de pérdida pueden crear problemas de equilibrio (vértigo) o de tensiones nerviosas (ansiedad, depresión nerviosa), problemas vasculares y cardiacos (aterosclerosis, débiles pulsiones cardiacas, angina), a una afección o a un cáncer (en una mujer, esto podría afectar sus senos, su útero o sus ovarios; en el caso de un hombre, su próstata y sus testículos).

Los conflictos de influencia

Estos conflictos están ligados al sentimiento de sentirse limitado, aprisionado, invadido por otros, dominado, limitado, asfixiado. Puede sentirse bajo la influencia de su familia, de una persona (pareja, jefe), de una autoridad, de una situación (estar asfixiado por las deudas) o también de una enfermedad (seropositivo al VIH, sida, cáncer, etc.).

Los conflictos de influencia pueden producir diversos males: diarreas, enfermedad de Crohn (enfermedad del sistema digestivo), asma, problemas en los bronquios en la vejiga (cistitis, piedra en los riñones) edema, obesidad, angustia, esquizofrenia, etc.

Los conflictos de inseguridad

Todo lo que nos inquieta o todo a lo que le tememos va a crear en nosotros tensión y va a manifestarse con dolores[7]. Veamos algunos ejemplos:

---

7. Yo trato la manera de liberarse de esos miedos y temores en el libro *Ogni Sintomo e un messaggio*.

- El temor de perder el control de lo que puede suceder si no respondemos a lo que los otros esperan de nosotros puede producirnos dolores de cabeza;
- El temor de no saber que agarrar puede crear dolores en las manos;
- El temor del futuro puede afectar nuestros ojos;
- El temor de avanzar hacia una nueva situación puede causarnos dolores en las piernas; si el curso de nuestra vida puede cambiarse podrá manifestarse en fuertes dolores en las caderas.
- El temor de unos resultados puede manifestarse con dolores en los dientes;
- El temor de expresarnos puede traducirse en una voz ronca, quebradiza o en un dolor de garganta;
- El temor por lo que pueda ocurrir puede dar lugar a dolores en el nervio ciático;
- El temor por la falta de dinero puede causar dolores en la región lumbar. Si nos sentimos inmovilizados en una situación motivada a una falta de dinero, podría manifestarse en una hernia discal.

Los conflictos de relación

Estos conflictos no sólo tienen que ver con nuestras relaciones interpersonales, sino también con nuestras relaciones con el medio donde nos desenvolvemos.

Los diferentes tipos de conflictos de relación son:

- Los conflictos de comunicación;
- Los conflictos de separación;
- Los conflictos por identificación;
- Los conflictos de territorio;
- Los conflictos de rencores;
- Los conflictos de resistencia;
- Los conflictos de abandono;
- Los conflictos de traición.

Los **conflictos de comunicación** van afectar los órganos de la comunicación, es decir, la garganta, la laringe, la boca, la lengua y las orejas. Si se trata de comunicación sexual, podría afectar los órganos sexuales (vagina, cuello del útero, pene, etc.).

Sin embargo hay que tomar en cuenta los posibles matices en estos conflictos. Por ejemplo, una discusión en la cual sentimos mucha cólera puede terminar en una laringitis. Pero si trabajamos con el público o en el campo de la enseñanza, una laringitis puede estar ligada con un gran cansancio. El cerebro nos priva momentáneamente de la palabra para esforzarnos a descansar. En estos dos ejemplos, el conflicto tiene que ver con la comunicación, pero la causa en la que debemos intervenir no es la misma.

Los **conflictos de separación** pueden manifestarse con problemas en la piel (piel seca, eczema, soriasis, alergias, urticaria, virtiligo, etc.), un carcinoma (de pecho para las mujeres, en los bronquios en los hombres), enfermedades en los ojos, la nariz o las orejas, parálisis sensoriales (pérdida del olfato, del gusto o de la audición) e incluso vértigo si el individuo había construido o planificado su vida alrededor de una persona que ya no está.

La separación puede ser física (alejamiento, partida o deceso de un ser querido) o afectiva (por ejemplo, una madre que no responde al llanto de su hijo por temor a complacer sus caprichos, un niño o un adulto que se siente incomprendido, rechazado, culpabilizado o no entendido). Se observa frecuentemente casos de eczemas en los niños que se sienten separados de sus madres.

Los **conflictos por identificación** nos hacen sentir el sufrimiento de uno de nuestros parientes como si fuera nuestro o produce en nosotros el temor de ser afectado.

El sufrimiento del otro también puede despertar una herida en nosotros. Una madre que se entera de que su hija sufrió abusos puede verse afectada tanto o igual que ella. Este abuso puede despertar en ella un traumatismo que ella misma haya vivido.

Los **conflictos de territorio** tienen que ver con el lugar del que todo ser humano necesita para desarrollarse (esto también se aplica para las plantas y los animales). El territorio puede representar nuestro nexo de pertenencia o lo que nosotros consideramos como nuestro.

Para un niño pequeño, podrá tratarse de un peluche o de un objeto muy particular para él; para un niño más grande o un adolescente, su cuarto, y para un adulto su oficina, su cocina, su taller, su casa o su empresa. También se aplica para nuestras herramientas, nuestro diario, nuestra cama e incluso nuestro cuerpo, nuestra intimidad, nuestra libertad de pensar, de escoger de decidir. Nuestro territorio también tiene que ver con nuestros allegados: nuestra pareja, hijos, padres, amigos, etc.

Un conflicto relacionado con la invasión de nuestro territorio puede hacernos padecer infecciones urinarias o bronquitis (sobre todo en los hombres), en la vagina en las mujeres, enuresis en los niños o incontinencia en las personas mayores; de la misma manera, la pérdida de nuestro territorio podrá afectar nuestro corazón. Veamos algunos ejemplos.

Una niña pequeña siempre cargaba consigo un pedazo de manta rota. Su madre se la echa a la basura y la niña padece una cistitis. La madre le coloca en su cama unos pedazos de franela y la niña se cura.

Un niño que comparte su cama con su hermanito sufría de enuresis (incontinencia). Los padres instalan una división en el cuarto para que cada niño tenga su propio espacio. El niño dejó de mojar la cama.

Un hombre tenía mucho miedo de perder su empresa (su territorio) a la cual dedicó una gran parte de su vida. Este temor lo llevó a sufrir de angina de pecho. Su hijo encontró un asociado para tomar el negocio familiar. Al hombre le da un infarto (regreso de la onda de choque), se recupera y no sufre más del pecho.

Los **conflictos de rencores** van afectar sobre todo las vías digestivas (esófago, estómago y las vías biliares). Con mucha frecuencia se trata de situaciones que no se han «digerido» o «tragado», porque se consideran como injustas, inaceptables o desleales.

Los **conflictos de resistencia** van a afectar sobre todo las células beta del páncreas para crear una diabetes. Este tipo de conflictos podría resumirse en estas palabras: «No seré lo que tú quieres que yo sea»; «no te daré el placer de lograrlo o de ser feliz, vas a lamentar lo que me impusiste».

Los **conflictos de abandono** pueden crear diversas afecciones, como un tumor de pecho; perder el gusto por la vida podría manifestarse en una neumonía o una depresión nerviosa.

Los conflictos de traición pueden crear problemas en el tubo digestivo, por ejemplo, en el hígado si hay molestia o rencor, en el estómago si se acompaña de un sentimiento de injusticia, o diarrea si hay rechazo hacia la persona que nos ha traicionado[8].

Reconocer nuestros conflictos nos va permitir saber sobre qué se deberá trabajar. Veamos algunos ejemplos:

- Para un conflicto de desvalorización, habrá que buscar cuándo surgió y cómo evolucionó. Quizá habrá que buscar al niño que fuimos y que creyó en palabras con poco valor. De ellos nos liberaremos cuando nos deshagamos de la duda, la culpa o del desprecio hacia sí mismo.

- Para un conflicto de pérdida, habrá que hacer el duelo de eso que ya no está y sobre todo, reemplazar lo que se perdió. Cuando no podemos garantizar ese reemplazamiento, se debe buscar algo que pueda compensar la falta que nos hace sufrir. Por ejemplo, uno de mis participantes se volvió ciego a los 22 años producto de una diabetes. Para él, lo más difícil era ya no poder ver lo hermoso de la naturaleza, las flores, un amanecer, el mar y sobre todo, el rostro de la mujer que amaba. Mientras esta persona mantenía esos lamentos por no poder ver, su vida se volvió una desdicha. Se liberó de este problema cuando pudo aceptar que debido a esta pérdida, sus otros sentidos habían desarrollado grandes capacidades que le permitían ver a través de ellos. Aprendió a sentir placer al ver por medio de lo que entendía, sentía o tocaba.

---

8. Estos conflictos que pueden resultar son dados de una manera general. En metamedicina, se trata de la historia de lo vivido por parte de la de la persona y el sentimiento experimentado en la búsqueda de la causa de su enfermedad y del proceso terapéutico a aplicar.

- Para un conflicto de influencia, tendremos que recuperar nuestro espacio, nuestra libertad de acción, y aquello que supuestamente nos permitirá superar los miedos que nos retienen o nos limitan. Esto pudiera implicar, tal vez, tener que tomar el riesgo de perder la relación en la cual nos sentimos asfixiados, el trabajo en el cual nos sentimos limitados o atrevernos a decirle al otro lo que sentimos al respecto. Si se trata de una situación en la cual nos sentimos oprimidos, habrá que buscar la o las soluciones para liberarnos de los que nos limita o nos evita actuar.

- Para un conflicto de relación, quizá tengamos que transformar la comprensión que le habíamos dado a las palabras o al proceder de nuestros allegados. Ello nos demandará quizá comprender al otro, la o las razones de sus comportamientos. Quizá tengamos que perdonar, restablecer la armonía.

- Para liberarnos de un conflicto de rencor, podemos pensar en la persona que nos ha hecho sufrir y, con una buena concentración en esa persona, repetir en voz alta las siguientes palabras: «Al igual que yo, esta persona aspira a la felicidad. Al igual que yo, esta persona busca evitar el sufrimiento. Al igual que yo, esta persona conoció la tristeza, la soledad y el desespero. Al igual que yo, esta persona busca satisfacer sus necesidades. Al igual que yo, esta persona está aprendiendo lo que es la vida[9]».

- En fin, nuestra afección o enfermedad puede reagrupar más de un conflicto. Habrá que trabajar entonces en el primero antes de atreverse a liberar el segundo.

---

9. Ejercicio de compasión tomado del libro de Harry Palmer, *Resurfacing- Refaire surface: techniques de la coscience*, Editions du Soverain.

EJEMPLOS DE CÓMO LIBERARSE DE LOS CONFLICTOS

Melisa y sus úlceras en la córnea

Miope desde el nacimiento, fue en la adolescencia de Melisa cuando se le manifestó con mayor intensidad sus problemas en los ojos. Los médicos le diagnosticaron una ambliopía (descenso de la actividad visual ligada a una debilidad del ojo) resultante de un estrabismo. Según ellos, sus úlceras dependían del debilitamiento de su ojo.

Para aliviarla de esas dolorosas úlceras, en primer término, le prescribieron un lubricante, pero con el tiempo este medicamento dejó de tener efecto frente al dolor que sentía cuando su córnea se adhería en su párpado. Luego, sufrió de erosiones con recidiva y de un desprendimiento de retina. Le propusieron nuevos tratamientos, primero con láser, y después con cirugía; le extrajeron una delgada capa de la córnea. Eso la alivió momentáneamente, pero al cabo de un tiempo las úlceras aparecieron de nuevo.

Un día, cansada de tratar de intervenir en los síntomas, Melisa me buscó para intentar conocer el origen de su sufrimiento. En vista de que el problema de sus ojos remontaba al nacimiento, había que revivir lo que la había perturbado en ese momento, para luego encontrar lo que activó este conflicto.

Melisa nació antes de tiempo. Su padre, aterrorizado llamó a la policía. Los funcionarios llegaron rápidamente al domicilio. Uno de ellos se ocupó de la niña mientras que otro ayudaba a su madre. A Melisa la vendaron de tal manera que prácticamente no podía respirar. Al llegar al hospital estaba casi azul. La pequeña tenía miedo de morir. La ecuación que se derivó fue: «vivir es igual a peligro» o «la vida es una amenaza, me pueden hacer daño».

A la edad de 10 años, sus padres visitaron a uno de sus tíos con problemas cardíacos; ese hombre se agotaba con el menor esfuerzo. Melisa lo observaba y pensaba sobre lo desdichado que era. Dirigiéndose a ella le dijo: «Tú también, tú también sufrirás de lo mismo más adelante…». Ella se lo creyó. Luego, cada vez que se le presentaba la más mínima enfermedad, temía por su corazón.

El porvenir se mostraba amenazante. Para una niña de su edad, más tarde puede ser a los 18 o 20 años. La ecuación que tenía establecida se encontraba ampliada.

A los 17 años, padeció de otro conflicto importante. Tuvo dificultades de comprensión en una materia. Sus semejantes comprendían mejor que ella; un día, el profesor revelando los alcances de los estudiantes, en un momento dado se dirigió hacia Melisa y le dijo: «Tú nunca harás nada bueno en la vida».

Melisa me confesó: «En ese momento me sentí desesperada». Pensé: «El profesor tiene razón, no soy nadie, no valgo nada, no haré nada que valga la pena en la vida. Al mismo tiempo, vivía con un sentimiento de injusticia: los otros tenían derecho a cosas hermosas en la vida, pero yo no. Mi futuro no pronosticaba nada bueno».

Su problema en los ojos podían resumirse así: «Tengo miedo de ver lo que la vida me tiene reservado». Teníamos un conflicto que afectaba un tejido epitelial cuyo origen se encontraba en la corteza cerebral. Este conflicto, que concernía al medio de Melisa, estaba en consonancia con la creencia que los otros podían hacerle daño. Había otro, incluso más profundo, que podía explicar su estrabismo y su ambliopía.

Le pregunté a Melisa:

—¿Qué es lo peor que te podría ocurrir en la vida?

—No sé…. Tengo que pensar.

—No pienses, dime lo primero que se te venga a la mente

—Será morir —me dijo ella.

El conflicto más profundo, **de tipo arcaico**, era por tanto, el miedo a morir. Melisa creía en lo que el futuro le tenía reservado, ella temía sufrir y morir. Este temor con respecto a lo que podía pasar se resentía en el tronco cerebral, particularmente en el mesencéfalo (una de las partes del tronco cerebral), el cual es responsable del movimiento de los ojos.

La solución de vida para Melisa residía en la vigilancia; podía resumirse en la siguiente frase: «Tengo que mirar bien, prestar mucha atención a las cosas que podrían hacerme daño». Aquí se comprenderá la tensión (simpaticonía) permanente que afectó sus ojos al principio por un estrabismo y luego por las úlceras.

Esas úlceras, que eran atribuidas a una infección, eran en realidad tumores ulcerativos de la córnea. Las bacterias responsables estaban allí para eliminar el tumor formado cuando ella venciera su temor de morir. Pero cuando ese miedo era reactivado, se producía de nuevo un tumor.

¿En qué acontecimiento yo debía intervenir para ayudar a Melisa a liberarse de su conflicto? ¿Su nacimiento? ¿Lo que le había dicho su tío? ¿Lo que le dijo su profesor? ¿Su miedo de morir?

En algunos casos, el hecho de actuar en el acontecimiento de base, así como en uno de los elementos activadores puede ser suficiente. Pero aquí era más complejo, ya que el miedo que tenía Melisa con respecto a lo que la vida le tenía reservado y el miedo a morir, hacían referencia a tres elementos:

- Lo que vivió en el nacimiento: «Me pueden hacer daño» (recuerdo del policía que la envolvió demasiado fuerte); «si alguien me hace daño puedo morir».
- El encuentro con su tío enfermo: «Tú, tú también sufrirás de lo mismo más adelante…» («Si estoy enferma puedo morir»).
- Las palabras de su profesor: «Tú, ¡tú no harás anda bueno en la vida!» («Si no lo logro, no podré subsistir»).

Para ayudar a Melisa a curarse verdaderamente, había que conducirla a liberarse del temor que le hacía daño, del temor de la enfermedad y del fracaso, en fin, del temor de morir. Aquí podemos ver que un problema de salud puede tener muchas causas. Sin embargo, todos ellos tienen con frecuencia un denominador común; para Melisa, era el temor de morir.

Profundizando en la metamedicina, no podemos actuar con reduccionismo, es decir, hacer ecuaciones demasiado rápidas o muy simplistas de ese tipo. El miedo a morir forma parte de los conflictos arcaicos y afecta, desde luego, el pulmón, pero también puede afectar otros órganos o ciertas partes de órganos. Es por ello que en metamedicina nos ocupamos de la persona y de su historia.

¿Cómo podía ahora ayudar a Melisa? Ya vimos que para resolver un conflicto hay que encontrar una **solución** o plantear una **acción trasformadora**. Estas pueden ser reales o imaginarias.

Cuando el conflicto tiene que ver con lo que vivimos en nuestro cotidiano, es preferible aplicarle una solución real. Pero cuando el conflicto revela situaciones que se produjeron en el pasado, resulta imposible intervenir de esta manera. Entonces tenemos que utilizar una acción imaginaria que deberá sentirse como real. Recordemos que para el cerebro no existe diferencia entre lo real y lo imaginario.

Para ayudar a Melisa, habrá que empezar con el conflicto base, es decir, el bebé que tiene miedo de morir; luego habrá que intervenir con lo que vivió a los 10 y 17 años. Estos tres conflictos pertenecen al pasado, yo debía intervenir con una acción imaginaria o la imaginación mental. Por el contrario, para el conflicto «miedo de morir» que permanecía en su cotidiano, yo podía recurrir a una solución o a una acción transformadora real.

¿Se pueden hacer todas esas acciones en una sesión terapéutica? Por mi parte, yo creo que es mejor resolver un conflicto a la vez.

Liberación del primer conflicto: el del bebé o el miedo a morir

Yo invito a Melisa a relajarse y a tomar tres buenas respiraciones. Cuando ella está muy relajada, le pido que visualice un lugar y algunos acontecimientos, como si estuviera en un cine mirando una película que se proyecta en una pantalla. Le pido volver a ver el sitio donde sus padres habitaban cuando era una pequeña.

Cuando Melisa puede situarse por medio de su imaginación en un lugar, la invito a ver a su padre telefonear a la policía, a su madre acostada con un bebé cuyo cordón umbilical aún no ha sido cortado y a los policías entrando. Ese proceso de visualización debe hacerse gradualmente.

Luego la guío para que vea al policía que se encarga de vendarla. Después la invito a que sienta lo que siente ese bebé.

—¿Cómo se siente esa pequeñita envuelta de manera tan apretada?

—Tiene miedo, no sabe lo que está pasando. Se siente asfixiada, le falta aire, tiene miedo que le hagan daño.

—Está bien, muy bien. Ahora, la Melisa que está conmigo en este momento va a entrar en esa imagen; va a acercarse a esta pequeña para tranquilizarla. Dile que estás ahí, que todo está bien.

—Aquí estoy mi pequeña Melisa, no tengas miedo, estoy contigo, todo va a salir bien.

—Desamarra un poco esos trapos que la asfixian. Siéntela respirar mejor. Melisa se atreve a hacerlo.

—¿Vamos bien hasta el momento?

—Sí.

—Dile que vamos a llevarla al hospital con su mamá para garantizar que todo vaya bien y para darle los cuidados necesarios. Dile que el policía la envolvió muy fuerte porque él no quería que tuviera frío.

—Ahora vamos a llevarte al hospital con tu mamá. Te van a cuidar. El policía te envolvió muy fuerte porque no quería que tuvieras frío; él quería que tú estuvieras bien envuelta, ¡eres tan pequeña!

—¿Esta pequeñita todavía tiene tanto miedo?

—No está tranquila hasta ahora.

—Dile que la amas mucho y que siempre estarás para tranquilizarla cuando tenga miedo.

Al tomar a la pequeña en sus brazos, Melisa le dijo: «Mi pequeña, eres tan bella y tan adorable. Te amo profundamente. A partir de ahora, cada vez que tengas miedo, yo estaré ahí para tranquilizarte, siempre podrás contar conmigo».

—¿Cómo se siente la pequeña en este momento?

—Se siente bien.

—¿La vida aún la causa miedo?

—No, ya no tiene miedo.

—Muy bien. Guarda en tu corazón la imagen de esta pequeña feliz. Tómate tu tiempo, después ubícate en el aquí y en al ahora.

Liberación del segundo conflicto: el del tío cardíaco

De nuevo, invito a Melisa a relajarse. Le sugiero que se vea en casa de su tío, que busque lo que siente por él, en fin, que escuche decirle que ella será como él más adelante, que ella también tendrá problemas cardiacos. Luego le pido que me diga lo que siente la pequeña Melisa al escuchar esas palabras.

—Ella tiene miedo de morir y de enfermarse.

—Muy bien. En el presente, la Melisa de ahora, la que está conmigo en este momento va a entrar en esa imagen. Va a acercarse a la pequeña Melisa de 10 años y la va a tranquilizar.

Melisa al entrar en esta imagen va a encontrar la pequeña niña para reconfortarla y decirle que ella está con ella.

—Muy bien. Ahora explícale a tu pequeña niña que lo que su tío le acaba de decir no es verdad. No por ser viejo es que tiene esos problemas cardiacos, sino todas las personas mayores tuvieran problemas del corazón.

—Melisa lo hace.

—Al presente, la Melisa adulta, la que está conmigo en este momento, va a llevar a esta pequeña cerca de su tío y le va a explicar lo que sus palabras provocaron en ella.

—Tío mío, lo que me has dicho me ha producido mucho miedo. Tuve miedo de crecer porque no quería estar enferma como tú. No por el hecho de que tú estés enfermo los demás debemos también estarlo.

—[Yo, en el rol de su tío] Mi pequeña Melisa, yo no quería hacer que tuvieras miedo, sólo quería hacerte saber que cuando yo tenía tu edad nunca pensé que pudiera estar enfermo. Si lo hubiera sabido, le hubiera prestado más atención a mi salud. Pero, tú ves, nunca me ocupé de cuidar mi cuerpo antes de estar enfermo.

—Tío, no es porque no le prestaste atención a tu cuerpo que estás enfermo. No sería más bien que si le prestamos atención a la salud, ¿no necesariamente enfermamos?

—Sí Melisa, si tú cuidas tu salud no tendrás esto que yo tengo.

—Ahora voy a prestar atención a mi salud.

La pequeña Melisa se siente tranquila. Su tío le brindó una hermosa sonrisa y ella le correspondió. Con mucha delicadeza la traje de vuelta conmigo. Este trabajo le permitió a Melisa liberarse del temor que la enfermedad la llevaba al piso sin razón.

Liberación del tercer conflicto: con el profesor

De nuevo, Melisa se relaja y respira profundamente varias veces. Luego le pido que vaya a la escuela y que se siente en su pupitre.

Desde allí, observa al profesor que felicita a algunos de sus compañeros. En un momento en que no se lo esperaba, ve al profesor dirigirse hacia ella y este le dice: «¡Tú, tú nunca harás nada bueno en la vida!».

«¿Cómo se siente la joven Melisa a quien le acaban de decir que nunca hará nada bueno en la vida?

Ella no entiende, ella no entiende qué es lo que ella le ha hecho para que él sea tan malo con ella. Ella siente que no hay ninguna consideración hacia su persona. Se siente sin ningún valor. Se siente muy triste y desesperada.

Muy bien. Ahora, la Melisa que está conmigo en este momento va a entrar en esa imagen y se va acercar a la joven Melisa. Explícale que lo que su profesor le acaba de decir no es cierto: dile que tú comprendes su valor y que crees en ella».

En ese momento, un diálogo se establece entre la Melisa adulta (bajo mi conducción) y la joven Melisa.

—Estás triste. ¿Tú piensas que no vales nada o que no tienes ningún valor? ¿Tú piensa que él tiene razón? Deja ir tu tristeza, yo estoy aquí. ¿Cómo puede él decir tal cosa? Él puede constatar que tienes dificultades en comprender lo que enseña, pero ¿el profesor sabe que en las otras materias vas bien? Tú, tú mismas sabes que en las otras materias tú vas bien, ¿o no?

—Es verdad, es la única materia en la que tengo dificultad.

—¿Tú crees que las personas que estudian nunca han tenido dificultades en algunas materias? Todo el mundo, sin excepción, tiene fortalezas, debilidades y dificultades por enfrentar. ¿Pudieras aceptar que tú también tienes obligaciones y dificultades por enfrentar?

—Sí, puedo aceptarlo.

—¿Tú crees que puedes superar una dificultad con todas tus fuerzas incluso si experimentas como todo el mundo dificultades?

—Sí, yo puedo lograrlo.

—¿Tu profesor tiene razón?

—No.

—¿Qué le dirías si fuéramos a verlo?

Ahora guió a Melisa para que visualice a los otros estudiantes salir del salón mientras que el profesor arregla sus cosas. La invito a acercársele para que le explique lo que sintió cuando él le dijo frente a la toda la clase que no haría nada bueno en la vida.

—Profesor, necesito hablar con usted.

—[Yo, en el rol de profesor] Sí, Melisa, ¿qué me quieres decir?

—Profesor, usted me hirió y humilló profundamente frente a toda la clase cuando me dijo que no haría nada bueno en la vida. Me sentí como un trapo sucio, sin valor; me hirió en lo más profundo de mi ser. ¿Con qué derecho usted puede especular sobre mi futuro? ¿Qué sabe usted de mí? ¿Sabe usted que yo voy bien en las otras materias?

—Melisa, no pensé que te pudiera herir tanto. Ignoraba que ibas bien en las otras materias. Pensé que no le echarías tanta cabeza a esas palabras. ¿Quizá deba revisar mi forma de enseñar? ¿Tal vez la manera de dirigirme no sea la conveniente para todos los estudiantes? Te pido perdón. ¿Podrías decirme cómo podría ayudarte para que salgas bien esta materia?

—Sí quiero, pero no sé cómo…

—Gracias Melisa por haber venido a decirme que te había herido. Prestaré más atención a mis palabras hacia mis alumnos de ahora en adelante.

—Gracias profesor por escucharme.

Tomo ahora mi rol como terapeuta:

—¿Cómo se siente ahora la joven Melisa?

—Se siente bien, se siente con más confianza.

—Guarda bien esa imagen de confianza en tu corazón, luego ubícate lentamente en el sitio en el que estás.

Ahora sólo faltaba ayudar a Melisa a liberarse definitivamente del miedo a morir. Cuando recibo en terapia a personas con este temor, les pregunto si tienen miedo de irse a dormir; la mayoría de ellas me responden que no. Yo les digo entonces que morir o dormir es exactamente la misma cosa, excepto por una.

Al momento de acostarnos permanecemos unidos a nuestro cuerpo físico a través de lo que nosotros llamamos el «cordón de plata», que desempeña el mismo rol que el cordón umbilical que une a la madre con el hijo. Si el cordón de plata se rompe parcialmente, se produce un coma. Si se rompe de manera total, el cuerpo físico yo no se alimenta con la energía de la vida, y su materia, que se mantenía en un plan organizacional, se desorganiza: es la muerte.

Cuando nos vamos a dormir, abandonamos nuestro cuerpo físico así como todos los seres que amamos y las cosas que poseemos. Viajamos con un vehículo más ligero (el cuerpo astral) en el mundo astral. Es lo que llamamos el mundo de los sueños, que en buena parte es el espejo de nuestros deseos y de nuestras emociones.

Si por ejemplo, sentimos temor por no contar con el tiempo suficiente para terminar un trabajo importante, podemos soñar que perdimos nuestro tren o nuestro avión. Si tenemos dudas con respecto a nuestras relaciones de pareja, probablemente soñaremos que estamos con otra persona, etc.

Durante la noche, cuando accedemos al sueño más profundo, penetramos al estado latente o en espera, en los mundos mental y causal. Es a nivel del cuerpo causal donde se registra todo lo que hemos vivido. Luego, al cabo de un cierto tiempo, transitamos por los estados mental y astral para despertarnos en un mundo físico. Es la vuelta a la realidad o a un nuevo nacimiento.

Esta comprensión de la muerte es suficiente con frecuencia para calmar al estado mental y disminuir el miedo a la muerte. Sin embargo, en el caso de Melisa, mi intuición me decía que el alma que la habitaba estaba muerta en el pánico durante una reencarnación pasada. En la presente reencarnación, había nacido en un clima de pánico. Me faltaba, por lo tanto, ayudar el alma haciéndole revivir una nueva muerte. Este trabajo será tratado en el próximo capítulo.

En la historia de Melisa, pudimos ver diferentes conflictos, es decir, un conflicto arcaico (el miedo a morir), un conflicto de relación con su medio (la vida es una amenaza), y en fin, un conflicto de desvalorización (ella pensaba que no tenía ningún valor).

Alison y su cáncer de pulmón

Alison se vio enfrentada a un cáncer del pecho derecho y luego a un cáncer de pulmón. El primero apareció cuatro meses después del fallecimiento de su padre. Para comprender la causa, no hay que limitarse a lo que ella vivió durante el momento del deceso, sino investigar mucho antes.

Este cáncer, el cual podemos atribuirlo a un conflicto arcaico de supervivencia, estaba limitado a un conflicto importante de separación originado a los cuatro años de edad, cuando Alison fue enviada a la casa de una tía durante el nacimiento de su hermanita. Alison pensó que no volvería a ver a su madre y vivió un verdadero desespero.

Este conflicto fue reactivado a los 26 años en el momento del deceso de su madre. El nexo tan fuerte que tenía con su progenitora fue reportado hacia su padre, de manera que cuando él muere para Alison fue como si perdiera por segunda vez a su madre. Esta amplificación del conflicto de pérdida creó un tumor (un carcinoma ductal infiltrante) en su pecho derecho. Alison es diestra.

Recordemos que el seno derecho para una persona diestra está relacionado con los seres que se tiene en el corazón, mientras que el izquierdo representa la parte maternal. En los zurdos, es la inversa. Los dos pechos pueden estar ligados a un conflicto con su parte femenina.

Veamos cómo ayudé a Alison a liberarse de este conflicto de separación. La llevé al momento en que tenía cuatro años de edad cuando se encontraba en la casa de su tía para que pudiera ayudar a esa pequeña niña olvidarse de la idea de que no volvería a ver más a su mamá. Luego la guié para que tranquilizara a la pequeña y le sugerí que le pidiera a su tía si podía llamar por teléfono a su madre para hablarle. Veamos lo que pasó.

—Tía, estoy muy preocupada por mi mamá. ¿Tú crees que podemos llamarla por teléfono?

—Seguro Alison, ven, vamos a llamar a tu mami.

Alison se vio cerca del teléfono con su tía marcando el número, luego la escuchó hablando con su mamá y después le pasó el teléfono.

—Hola, mami.

—¿Cómo estás mi reina hermosa?

—Estoy bien, pero estoy muy preocupada por ti.

—Le voy a pedir a tu padre que te vaya a buscar después del trabajo.

—Mami, quiero estar lo más pronto posible contigo.

—Yo también mi amor. Estaremos juntas esta noche. Dile a tu tía que quiero hablarle.

Alison está contenta y salta de alegría

Para ella la ecuación era: «Separación es igual a abandono». Con las nuevas imágenes dadas a su memoria emocional, «abandono» pasó a ser «ausencia temporal a la cual puedo poner fin si demuestro mi sufrimiento».

Como ya lo hemos visto, toda situación exitosa que crea un sentimiento agradable va a poner en marcha un sistema psicológico que, luego, mantendrá cualquier acción frente a una situación similar. Como Alison se sentía abandonada, no tenía ganas de jugar, se encerró en su tristeza y en su desespero.

Y fue exactamente lo que repitió años más tarde. Después de su primera hospitalización para el tratamiento de quimioterapia, de nuevo no se sentía comprendida por su marido y se encerró completamente en ella misma y no le pidió ayuda a nadie. Entonces, colocar una acción gratificante, incluso por medio de la imaginación (el cerebro la acepta como real), equivale a un éxito, y por lo tanto a una acción a ser renovada.

Por lo tanto, frente a un sentimiento de soledad o de alejamiento, el cerebro límbico de Alison, a través de su hipotálamo, la motivó a renovar la acción que le fue favorable. De este modo, frente al sufrimiento, ya no duda en mostrar sus sentimientos a una persona de confianza y, por ende, aceptar su ayuda.

Si había llevado a Alison a liberarse de un sentimiento de incomprensión y de abandono experimentado a la edad de cuatro años, me faltaba ayudarla a superar el miedo a morir, el cual favoreció el desarrollo de tumores pulmonares, y a hacer el duelo de su madre.

Para la mayoría de las personas, la pérdida de un ser querido los hace vivir un conflicto de separación brutal. A la imagen de una cicatrización de una herida en el cuerpo, esta pérdida es una herida en el corazón que requerirá tiempo para sanar.

Lo que resulta más difícil cuando perdemos a un ser querido es no poder comunicarnos más con él. Recibí a muchas personas en terapia que me han confesado con lágrimas: «Nunca le dije que lo/la amaba»; «me hubiera gustado pedirle perdón»; «me hubiese gustado acercarme a mi padre (o a mi madre)»; «me hubiera gustado que alguna vez me dijera que me quería»; «hubiera deseado tener la oportunidad de recomenzar, de mostrarle hasta que punto estaba unido hacia él/ ella)». La dificultad de hacer un duelo proviene con frecuencia de esos lamentos que nos habitan o de una historia que quedó inconclusa.

Para permitirle a una persona liberarse de este conflicto de separación por la muerte, hay que ayudarla a reencontrar al ser querido o perdido, para que juntos puedan pronunciar las palabras o verbalizar los sentimientos que no fueron expresados.

A continuación veamos cómo ayudé a Alison en este proceso de duelo con su madre quien murió cuando ella tenía 26 años. Primero que nada la invité a que se relajara:

«Vas a hacer tres respiraciones lentas profundas sin ningún tipo esfuerzo. Ahora vas a relajar todas las partes de tu cuerpo.

Coloca toda tu atención en tus pies. Deja ir todas las tensiones de tus orejas, la planta de tus pies, los talones y tus tobillos; luego concéntrate en tus piernas y deja ir las tensiones de tus pantorrillas, de tus rodillas, de tus muslos y de tu pelvis. Ahora concéntrate en la parte baja de tu columna vertebral y ve ascendiendo por todo lo largo de la columna dejando ir todas las tensiones en tus vértebras. Sube hasta la nuca y libera el resto de las tensiones en tu espalda y en la nuca. Coloca tu atención ahora en tus manos, tus puños, tus antebrazos, tus codos, la parte alta de tus brazos, tus hombros. Alivia todas las tensiones y siente tus brazos volverse pesados, muy pesados, muy relajados. Ahora concéntrate en tu vientre. Afloja tus órganos sexuales, deja tus intestinos desanudarse, afloja tu páncreas, tu estómago, tu hígado, tu corazón y tus pulmones. Presta atención ahora a tu garganta, a los pequeños músculos de tu cuello. Tu boca se relaja, el aire se infiltra por los orificios nasales dándote vida. Las tensiones de los ojos y la cabeza se van. Siente tu cabeza pesada, muy pesada y relajada.

En el momento en que te encuentras perfectamente relajada, te vas a visualizar caminando en un hermoso jardín soleado. Caminas suavemente, no hay ningún tipo de vehículo. Escuchas el trinar de los pájaros, siente cómo una gran paz te invade. Mira los árboles a lo largo del camino. ¿Es primavera, verano, otoño o invierno?

(El proceso de relajación se hace muy lentamente para permitirle a la persona una buena relajación. Cuando se le pregunta en qué estación se encuentra, es para verificar si ella está bien adentro de la visualización).

—Es el otoño.

—¿Ves esas hojas coloreadas de tintas cálidas del otoño? ¿Puedes sentir el sol que te inunda? Caminas tranquilamente en ese hermoso camino de campo. Escuchas los pájaros trinar. Mira alrededor de ti como todo está en calma. Ahora Alison, mira bien, mira al final de ese camino, allá donde se ve el horizonte. Mira bien esa dirección, vas a ver a una persona aparecer. Primero mira sus pies… sus piernas… su vestimenta… su rostro… ¿Reconoces a esa persona?

—Sí, es mi madre.

—Muy bien Alison, sigue mirando en esa dirección. La vas a ver acercarse a ti. Mira su rostro y su sonrisa llena de amor para ti. Ella se acerca a ti, ella llega a donde tú estás. Es el momento de decirle todo lo que quisieras decirle.

—Mamá me has hecho mucha falta, me he sentido realmente muy sola luego de tu partida. Siempre estuviste ahí cuando necesitaba de ti, siempre sabías encontrar las palabras para motivarme. Me hubiera gustado tenerte siempre cerca de mí. Para mí fue muy difícil no poder volver a escucharte, de no volver a verte. Me hubiera encantado que estuvieras presente en mi matrimonio, que conocieras a mi marido y a mi hijo.

—[Yo, en el rol de su madre] Ali, mi amor, comprendo lo que has vivido, cómo eso ha podido ser tan difícil para ti. Pero siempre estuve al lado tuyo;

yo estuve cuando te casaste, cuando trajiste tu hijo al mundo. Yo estuve allí no con el cuerpo con el cual me conociste, sino con todo el amor que nos unía. Y siempre estaré. Cuando tengas necesidad de hablarme, siempre podrás encontrarme en este sitio.

—Mamá, me hace tan bien haberte encontrado, de saber que tú estabas en esos momentos tan importantes en mi vida y que seguirás. ¡Te amo tanto!

—Yo también Ali. Sabes, la vida transcurre muy rápido. Uno se ocupa de miles de cosas, uno va de un proyecto a otro y algunas veces nos olvidamos de lo esencial. Olvidamos que el camino puede ser tan importante como el sitio adonde vamos. Toma el tiempo de detenerte para apreciar esos momentos tan preciosos de la existencia. Toma el tiempo de amar, es lo más hermoso que conservarás al momento de abandonar tu cuerpo.

—Madre adorada, eres tan sabia. Te agradezco por todas las cosas que me estás diciendo. Me siento tan feliz, tan libre en el presente. Me acordaré de lo que me acabas de decir».

Ahora tomo el rol de terapeuta:

—Alison, en este momento puedes tomar a tu madre entre tus brazos y sentir todo el amor que ella tiene hacia ti. Después déjala ir. La vas a ver difundirse gradualmente en la luz. Caminas de nuevo en esa hermosa ruta de campo. Siente una gran paz, te sientes feliz, llena de alegría y de confianza en el futuro. En algunos instantes, vas a abandonar ese camino, vas a sentir una gran paz que te habita. Cuando te sientas lista, podrás colocarte suavemente en el lugar en donde estás. Tómate tu tiempo, luego haz una gran respiración y abre tus ojos».

Durante el encuentro con el ser fallecido, cuando se le sugiere al participante: «Es el momento de decirle todo lo que te hubiera gustado decirle», hay que ayudarlo también a que desahogue sus penas, sus lamentos y su cólera, si es el caso. Verbalizar lo que no se ha dicho tiene un efecto liberador que le permite aceptar mejor la ida del otro.

Puede ocurrir que en este trayecto el participante puede ver a alguien que no se esperaba. Si eso se produce, se trabaja entonces con la persona que se presentó.

Me faltaba ayudar a Alison a liberarse del conflicto arcaico (el miedo de morir), el que había sido activado tras el anuncio de la presencia de células anormales descubiertas en el frotis extraídas de su cuello uterino. Para ello, llevé a Alison a esta escena.

Ella se vio respondiendo el teléfono y escuchando «hemos descubierto células anormales en tu frotis. Tienes que tomar una cita para hacerte una colposcopia». Ella se vio en estado de *shock*, pensando: «Si tengo células anormales en el cuello de útero es porque mi cáncer se generalizó. Se acabó, me voy a morir».

Le pedí a Alison (la que estaba conmigo) verse entrar en esa imagen, después acercarse con la que acababa de desestabilizarse por esa noticia para decirle que «células anormales» no significan «células cancerígenas», que es la razón por la cual le proponen realizarse otros exámenes: «Cálmate, el doctor te ha dicho que encontraron células atípicas y no células cancerígenas. Los tratamientos que recibiste han podido tener un impacto momentáneo, lo que explica la presencia de esas células. Confía en tu cuerpo, se está curando».

Después le propongo a Alison a que llame a su médico para decirle lo que ese anuncio la ha hecho.

—Doctor M… lo llamo por el tema que me acaba de anunciar. Usted no puede imaginar en qué estado me ha sumergido el anuncio de esas células anormales. Sentí pánico, estaba convencida de que tenía un nuevo cáncer en el cuello del útero y que se estaba expandiendo por todas partes de mi cuerpo. ¿Cómo puede usted lanzarle a un paciente tal diagnóstico sin la menor precaución, como si tan sólo fuéramos un informe médico entre otros tantos para usted?

—[Yo, en el rol de doctor] Alison, no pensé colocarte en tal estado, sólo quería sugerirte que tomaras una cita para un colposcopia para asegurarme que no habían rastros de cáncer. Por supuesto «células anormales» no necesariamente quiere decir «células cancerígenas», son células sospechosas, nada más. No es fácil para nosotros los médicos saber cómo decir las cosas. No puedo afirmarte que tu frotis está perfecta. Si lo estuviera, la colposcopia no sería necesaria, entonces, ¿cómo debo decirte que tomes una cita en colposcopia?

—Quizá usted podría, en principio, tranquilizar a sus pacientes explicándoles que «células anormales» no necesariamente son «células cancerígenas».

—Lo tendré en cuenta la próxima vez. Gracias por habérmelo dicho. Hasta luego Alison.

—Hasta luego, doctor.

Ahora tomo mi rol de terapeuta:

—¿Alison se siente tranquila en el presente?

—Sí, tengo menos micdo.

—Muy bien, ahora puedes regresar conmigo.

Después de haber hecho ese trabajo de liberación de sus conflictos, Alison siguió dos semanas conmigo. Tenía proyectos, era entusiasta, iba muy bien y no sentía más dolores. Desafortunadamente, ella despertó choques repetidos que activaron su miedo de morir (conflictos arcaicos), lo que produjo el aumento de sus tumores pulmonares, y en consecuencia, una fase de recuperación muy intensa que su cuerpo no pudo soportar. Murió tres meses más tarde.

Juan Carlos y una ruptura del tendón de Aquiles

Juan Carlos es médico. Durante su formación en medicina, su padre siempre lanzaba comentarios descorteses en el sitio que fuese, por ejemplo: «Está bien señor sabelotodo».

Al terminar sus exámenes, Juan Carlos ocupó el sexto lugar dentro de 200 estudiantes. Se sentía muy feliz, pero toda esa alegría se acaba cuando llegaba a su casa. Durante un almuerzo familiar y sin esperar ningún tipo de felicitación, dijo lo siguiente: «Me dieron los resultados de mis exámenes: ¡quedé en el sexto lugar dentro de 200 personas!». Antes de que su madre tuviera tiempo de felicitarlo, su padre le dijo: «El señor ahora se va a creer importante».

Esas palabras hirieron a Juan Carlos en lo más profundo de su ser. Nunca dejó ver su malestar, pero pensó dentro de sí: «Me importa un bledo lo que puedas pensar, yo voy a triunfar igualmente».

Durante el momento de nuestro encuentro, Juan Carlos se rompió el talón de Aquiles en un accidente. Seis meses antes, se había fracturado las costillas al caerse de un caballo. Esos accidentes, inconscientemente eran una forma de frenar su éxito, ya que para Juan Carlos triunfar equivalía a «desprecio». Por lo tanto, para ser amado no hay que conocer demasiado el triunfo. Además, Juan Carlos sólo le daba poco valor a sus realizaciones. Aunque todo el mundo le dijera que era maravilloso, él dudaba. No sentirse reconocido por su padre hacía que no se reconociera a sí mismo.

A mi parecer, su padre buscaba continuamente degradarlo porque lo más probable era que él mismo tuviera un conflicto de desvalorización. De esta manera, mientras más progresaba su hijo, más inferior se sentía. Juan Carlos me confesó que su padre sufría de artrorosis en la columna vertebral, lo que explica bien el conflicto de desvalorización.

Para llevar a Juan Carlos a liberarse, tenía que ayudarlo a ver ese sentimiento de inferioridad de su padre que lo llevaba a lanzar comentarios punzantes, con el fin de que dejara de dudar con respecto a su valor. Lo invité a que se relajara y a ver la escena en la mesa familiar cuando su padre le dijo que ahora se sentía más importante; luego pedí que se recordara lo que esas palabras le habían suscitado. Él me respondió: «cólera, desprecio».

Lo invité a encontrar a su padre a solas para que le dijera el efecto que sus palabras tenían en él. La escena se realizó en el jardín.

—Papá, necesito hablar contigo, aunque sea por una vez necesito compartir contigo lo que sentí cuando me dijiste esas palabras en la mesa.

—[Yo, en el rol de padre] Te escucho.

—No te imaginas hasta que punto me heriste. Toda mi vida quise agradarte, quise ser un buen hijo, quería que te sintieras orgulloso de mí (al decir estas palabras, Juan Carlos lloraba). Todo lo que sabes hacer es destrozarme, lanzarme tu desprecio en la cara. Nunca me has felicitado, nunca me has motivado. De acuerdo a tu parecer, los obreros son los únicos que tienen un mérito verdadero; para ti, los profesionales son todos pretenciosos, unos engreídos. ¿Por qué me denigras tanto? ¿Qué te he hecho?.

Me coloqué en la frecuencia que sentí de su padre, a través de las palabras de Juan Carlos. Por mi intermediario, este confesó:

—Yo no soy sino un viejo orgulloso. Cuando tú no estás, con orgullo hablo de ti a mis colegas, pero cuando tú estás me siento menos que nadie con respecto a ti. Estoy orgulloso de ti. Me hubiera gustado haber estudiado, ir a la universidad como tú. Pero mis padres no contaban con los medios y además… yo no tenía tu talento… tan sólo soy un simple bombero.

—Papá, tú no eres un simple bombero, tu eres más que eso… has sido un buen padre. Cuando éramos niños, querías hacernos descubrir el mundo, jugabas con nosotros, nos contabas historias de rescate. De alguna manera quería seguir tus pasos; yo también quería salvar vidas. Tú has trabajado muy duro por nosotros. Si yo pude estudiar medicina, fue gracias a ti, gracias a tu trabajo. Tú has sido un bombero ejemplar del que me siento orgulloso. Te amo papá.

—[El padre llora]. Me hace sentir tan bien eso que me dices, pensé que tú no me querías. El hecho de pensar que pude ser un buen padre y que pude contribuir a que te convirtieras en un médico me llena de felicidad. Nunca me enseñaron a decir lo que sentía, y es lamentable. Gracias Juan Carlos por haberte atrevido a decirme las cosas que sentías. Tú debes ser en realidad un buen médico. Te amo tanto, estoy tan orgulloso de ti.

Juan Carlos tomó a su padre entre sus brazos y pudo sentir mucho amor por él. Lo invité luego a regresar conmigo. Lloró de felicidad. Esas palabras las había esperado toda su vida. Hasta el presente sabía que su padre las pensaba, pero nunca sabía cómo decirlas. Tenía muchas ansias de verlo para manifestarle su amor.

Nicole, Lina y la esclerosis múltiple

A continuación veamos el caso de dos personas con conflicto de desvalorización que se manifestó en una esclerosis múltiple. La primera, Nicole, se curó completamente, mientras que Lina no. Veamos por qué.

Veamos la sesión de terapia que tuve con Nicole. Ella me contó que todo comenzó con unos brotes que se manifestaron con dificultades para hacer movimientos, los cuales afectaron su pierna y su brazo izquierdo. El brote ascendió hasta su rodilla, creando una sensación de pesadez; también afectó su mandíbula, haciendo su locución difícil. Después sintió picores fríos que le causaron insensibilidad en sus manos.

Durante el tercer brote le dio una neuritis óptica. Su vista disminuyó en un 30%. Luego del cuarto brote, seguía con las dificultades de movimientos, los picores fríos y la sensación de pesadez.

Yo le pregunté que cuándo se habían producido el primer y el último brote.

—Mi primer brote fue aproximadamente a los siete años, y el último hace un poco menos de un año.

—Durante ese primer brote, ¿qué hacías tú?

—Estaba a cargo de un proyecto para una gran empresa de marketing. Trabajaba muy fuerte para ejecutar proyectos de envergadura, y debo reconocer que lo hacía muy bien.

—¿Te sentías muy cansada al punto que no tenías tiempo para descansar antes de la aparición del primer brote de esclerosis múltiple?

—Sí, me acuerdo bien. Estaba muy cansada, no sabía cómo parar.

—¿Por qué trabajabas tanto?

—Tenía grandes responsabilidades por asumir.

—¿Para ti es importante mostrarte al nivel de lo que se espera de ti?

—Sí, muy importante.

—¿Por qué?

—Sin duda, para ser apreciada, valorizada…

—¿Para quien?

—Para mi jefe.

—¿Te da esa impresión y valorización?

—No.

—Después de haber realizado un proyecto formidable en el que has dado lo mejor de ti misma, ¿cómo te sientes cuando tu jefe no dice o hace nada?

—Tengo la impresión que él no ve todo lo que hago, para él haga lo que haga, nunca será suficiente. Sin embargo, sé que me aprecia, los otros me lo dicen. Pero él nunca me dice ni el más mínimo comentario.

—¿Qué te produce el hecho de que nunca te reconozcan?

—Siento que es difícil agradarle.

—¿Has vivido un sentimiento similar en el pasado con alguno de tus padres?

—Sí, con mi padre.

—¿Quieres hablarme de él?

—Mi padre era un hombre muy severo y muy exigente. Siempre me desvalorizó. Me decía que era tonta y estúpida, que no entendía nada, que nunca llegaría a nada.

—¿Qué te pasaba cuando tu padre te decía esas cosas?

—Eso me hacía daño, lloraba, y él, en lugar de consolarme, se molestaba.

—¿Buscarías gustarle a tu jefe como hubieras querido gustarle a tu padre?

—Sí, claro.

—¿Por qué?

—Sin duda, por creer en mi valor.

—¿Tu valor estaría basado en el reconocimiento de los otros y, en particular, en una persona que representa autoridad?

—Creo que sí.

—Nicole, te ha pasado que das lo máximo en tus proyectos para ser reconocida y, cuando estás agotada, ¿te excusas de que no lo has hecho tan bien?

—No entiendo…

—¿Esta búsqueda de reconocimiento requiere mucha de tu energía?

—Sí.

—¿Pudieras ya no mantener ese ritmo?

—Es cierto, cada vez me siento más cansada.

—¿Es posible que al estar tan cansada ya no puedas ser competente?

—Cierto.

—Al no ser competente, ¿qué pudiera ocurrir?

—Que mi desempeño no sea tan bueno.

—Al no ser tan bueno, ¿qué arriesgas perder?

—El reconocimiento de los otros.

—¿Estar enferma no era la excusa ideal para no desempeñarte tan bien y así mantener la estima de los otros? ¿Podría ser que hayas registrado que logro es igual al reconocimiento de los otros o tener valor, y que no ser tan competente es igual a perder el reconocimiento de los otros o no tener valor? Eres de las que se dice: papá tenía razón, no soy una buena para nada. Pero por estar enferma no es que no soy una buena para nada, es por estar enferma y no poder desempeñar de forma cabal cada una de mis actividades.

—Nunca lo había visto, pero eso que acabas de decir tiene mucho sentido. ¿Cómo salgo de esta situación?

—Nicole, ¿puedes recordarte de un acontecimiento en particular en donde tu padre te haya dicho que eras una estúpida o que no eras buena para nada?

—Sí, debía tener 12 años. Fue mi padre quien me ayudaba con las tareas del colegio. Estábamos en mi cuarto, y como de costumbre, me interrogaba. Me daba miedo no saber la respuesta correcta. Una vez agarró un calentón y me dijo que era una bruta, que tenía un cerebro de pájaro, que no llegaría a nada en la vida. Lanzó el libro en mi cama y se fue del cuarto tirando la puerta.

—Muy bien Nicole, si quieres vamos a entrar en esa escena.

Le pedí a Nicole que se relajara y después a le pedí que se ubicara en la casa donde vivía. Yo la guié para que viera cada una de las partes de la casa y terminamos en su cuarto. En la escena, se encuentra en su escritorio, y su padre, al lado de ella, tiene un libro y le empieza hacer preguntas. En un momento dado le da una falsa respuesta y lo ve ponerse de mal humor, decirle cosas hirientes y lo ve salir tirando la puerta.

—¿Cómo se siente al presente la pequeña Nicole?

—Está muy triste, ella cree que su padre se molesta por su culpa, cree que no es inteligente, que es bruta, estúpida, a pesar de que da lo mejor de sí misma para aprender.

—Muy bien, ahora, la Nicole que está conmigo, va a entrar en esa imagen. Acércate a esa pequeña de 12 años. Consuélala, dile que estás ahí, que la comprendes.

—Nicole, ya no estás sola, yo estoy aquí. Acércate a mí, no tienes necesidad de ser competente para que yo te ame.

—¿Pudiera ser que la pequeña Nicole tenga miedo de la reacción de su padre?

—Sí, tiene mucho miedo de sus reacciones.

—Explícale que cuando uno tiene miedo se activa el sistema inhibidor de acción que nos impide reflexionar, y es lo que pasa cuando su padre la interroga. No es porque ella no sea inteligente, sino es su miedo.

Comienza un diálogo entre la Nicole pequeña y la grande:

—Mi vida, tú no eres bruta, no eres estúpida, simplemente tenías miedo de la reacción de tu padre. Y cuando uno tiene miedo, nuestros pensamientos se entremezclan, y nos estresamos al punto de que nos volvemos incapaces de pensar.

—Es verdad. Tenía tanto miedo de que se molestara si no le decía la respuesta correcta que no sabía que responder.

—¿Comprendes ahora por qué no le diste la respuesta justa? Cuando tenemos miedo, ¿somos estúpidos o tenernos necesidad de que nos tranquilicen?

—Necesitamos que nos tranquilicen.

—Ven conmigo, vamos hablar con papá.

Comienza un diálogo entre la pequeña Nicole y su padre, en el que yo tomo ese rol.

—Papá, quisiera hablarte.

—Sí, ¿qué quieres?

—Papá, no sabes hasta qué punto tengo miedo de ti, de tus rabias. Cuando me interrogas, tengo tanto miedo de que te molestes, que mi cerebro se bloquea, no logro pensar correctamente.

—Nicole, no pensé que yo te pudiera causar tanto miedo. Si me molesté hace rato, si agarré una rabieta es porque yo sé que eres inteligente, que eres capaz, y cuando me das una respuesta sin sentido, tengo la impresión de que te burlas de mí, que me haces perder el tiempo. No me había dado cuenta que tenías miedo. A partir de ahora voy a tenerlo en cuenta. Nicole, si me tomo el tiempo para ayudarte con tus tareas escolares es porque te amo y deseo que triunfes en la escuela para que puedas ser feliz en la vida. No tienes necesidad de ir de 20 en 20 para que te ame, simplemente quiero que te apliques en lo que haces.

—Yo también te amo papá, y quiero que sepas que hago lo mejor de mí.

—¿Podemos terminar esa tarea juntos ahora?

La pequeña Nicole regresa a sus lecciones con su padre apreciando la ayuda que él le aporta y observando el amor hacia ella.

Después de este trabajo, Nicole aprendió a reconocer sus fuerzas, a aceptar sus límites sin desvalorizarse y a estimarse por sobre todas las cosas, en lugar de esperar continuamente la apreciación de otros. Se curó completamente.

En el mismo periodo, recibí a Lina en terapia. Durante su niñez, vivió una situación similar con su madre y sufrió una esclerosis múltiple que afectaba particularmente sus tobillos y sus piernas. Procedimos a la liberación de este conflicto de desvalorización ligado a su pasado.

Sin embargo, en su vida cotidiana, Lina tenía un conflicto que la llevaba de nuevo a desvalorizarse, el cual no le veía ninguna solución. La joven trabajaba como abogada en un organismo gubernamental. Ya no le gustaba su trabajo, pero el cargo que ocupaba le daba un cierto prestigio, y sobre todo, el reconocimiento de su familia. Ella era consciente de que había escogido esa profesión para agradar a su madre. Sentía que no tenía las suficientes competencias para ocupar ese cargo, y mientras más el tiempo pasaba, menos le interesaba su trabajo.

Aquí se trata de un conflicto de desvalorización combinado con un conflicto de movimiento: quiero avanzar hacia otra cosa, pero al mismo tiempo no quiero porque tengo miedo. Tengo miedo de perder el prestigio que me da mi profesión, tengo miedo de perder todo lo que he adquirido, tengo miedo de encontrarme frente a la nada.

Aún requería tiempo para superar sus miedos, razón por la cual la enfermedad perduraba. Liberar un conflicto vivido en el pasado no es suficiente si no se puede solucionar un conflicto en el presente.

Patrick y una psoriasis recalcitrante

Cuando conocí a Patrick la primera vez, su cuerpo estaba repleto de llagas. La psoriasis afectaba tanto la dermis como la epidermis. Había visitado un sinfín de dermatólogos y había seguido miles de tratamientos sin ningún tipo de mejora. Después de haber descubierto mi libro, escogió la metamedicina como última opción a su problema.

Tenía cuatro años cuando sus padres se separaron. Su madre era fría y dura. Ella lo rechazaba cada vez que él necesitaba de ella. Si él lloraba, ella se reía de él.

Uno de sus vecinos, que más tarde se convirtió en su cuñado, se mostraba amable en todos los aspectos. Él le daba pasteles y jugaba con él. Poco a poco se ganó su confianza hasta que comenzó a abusar físicamente de él en varias ocasiones. A Patrick le agradaba ese hombre pero no se sentía bien con la relación que mantenía con él. Luego ese vecino se casó con su hermana y puso fin a sus prácticas pedófilas.

Patrick creció y frecuentó un colegio privado. Un día, tuvo un altercado con uno de sus profesores, lo cual resultó en una expulsión definitiva. Con miedo a regresar a la casa y de tener que enfrentar el furor de sus padres, deambuló por las calles durante horas sin saber a dónde ir.

Casi a media noche, descubrió un campamento provisional para trabajadores. Se acercó y les preguntó si querían albergarlo aquella noche. Compartió la cama con uno de ellos. En su necesidad de calor humano, le pidió al hombre que dormía junto a él que si quería podía abusar de él, y eso fue lo que ocurrió. Pero luego, los otros hombres también querían aprovecharse de él. A Patrick le dio miedo y huyó en medio de la noche consumido por la vergüenza, la culpa y el desprecio hacia sí mismo.

A los 27 años ya no podía seguir guardando silencio. Un día, durante una reunión familiar, reveló el secreto con respecto a su cuñado. Su hermana se molestó tanto, que no quería volverlo a ver. Patrick se sentía rechazado, culpable y con vergüenza. A partir de este acontecimiento fue cuando comenzó la psoriasis.

En esta historia, podemos reconocer bien el conflicto de separación vivido, en primer término, con sus padres durante su infancia, y reactivado a la edad adulta con su hermana, quien no deseaba volverlo a ver. Este conflicto va afectar su piel (contacto con los otros) en la epidermis. A este se le agrega un conflicto de menosprecio ligado a la vergüenza de los abusos, el cual va afectar la capa más profunda de su piel, la dermis.

Para ayudar a Patrick de su psoriasis, había que permitirle liberarse de esos conflictos. Para ello, tenía que regresarlo a su infancia. Lo invité a relajarse, luego a visualizar la casa donde vivía cuando era pequeño, hasta luego verse cuando era un pequeñito. Partimos del momento en el que su padre dejó a la familia.

—¿Cómo se siente Patrick después de la marcha de papá?

—[El pequeño Patrick] se siente solo, muy solo.

—¿Por esta razón va con frecuencia a casa de su vecino que le presta atención?

—Sí.

—¿Cómo se siente el pequeño Patrick con lo que hace ese vecino con él?

—Se siente mal, se siente sucio... él sabe que eso no está bien.

—¿Por qué el pequeño Patrick se presta para esos juegos?

—Porque él es el único que se ocupa un poco de mí.

—En el presente, el Patrick grande, el que está conmigo, vas a entrar en esa imagen y vas a ir cerca del pequeño niño de cuatro años. Cuando te encuentres cerca de él, hazme una señal.

—[Patrick adulto] Lo veo.

—Dile que no está sólo, que tú estás allí ahora.

—Pequeño Patrick, ven, acércate a mí. Tú no estás sólo, yo estoy contigo, yo me voy a ocupar de ti. Ya no tendrás necesidad de aceptar hacer cosas que no te gustan para que se ocupen de ti. Yo estoy aquí ahora, y siempre estaré.

—Ahora, Patrick, vas a llevar al pequeño niño cerca de su madre y vas ayudarlo a desahogar todo el sufrimiento que ella le causa.

Mientras que ella está en la sala, el Patrick adulto ayuda al pequeño a desahogar su sufrimiento hacia su madre, en el cual yo tomo ese rol.

—Mamá, ¿por qué no me amas? ¿Por qué me rechazas tanto? ¿Por qué te burlas de mí cuando yo lloro?

—Patrick, no es que no te ame, es tu papá que me ha causado tanto sufrimiento que algunas veces yo descargo la cólera que siento por él hacia ti. No es tu culpa, tú no has hecho nada, es mi sufrimiento.

—Mamá, me siento tan solo. Papá nunca viene a vernos. Y con respecto a ti, tengo la impresión que te molesto cada vez que uno quiere hablarte.

—Es verdad Patrick, estoy tan absorbida en mis problemas que algunas veces me olvido que tú estás ahí y que me necesitas. Voy a tratar de dedicarte un poco más de tiempo.

—Mamá, ¿quieres tomarme en tus brazos?

—Seguro Patrick, ven para darte un gran abrazo.

El pequeño Patrick se siente feliz en este momento.

—Ahora Patrick, vamos a ir un poco más tarde en tu infancia. Ahora te vas a ver con 13 años cuando el director te mandó de vuelta a casa. ¿Puedes recordar esas imágenes?

—Sí.

—¿Cómo se siente ese joven chico?

—Se siente perdido, no sabe a dónde ir. Él sabe que si regresa a su casa con esa noticia lo van a mandar a un internado, su mamá va a llamar a su padre quien se pondrá furioso.

—¿Puedes verlo entrar en ese campamento donde hay muchos hombres que están acostados?

—Sí.

—¿Qué hace el joven Patrick?

—Les pregunta si puede dormir con ellos.

—Muy bien Patrick. Revive toda la escena hasta que muchos hombres quieran abusar hasta que él se va.

—Sí, la veo.

—Ahora, ¿puedes ver a este joven solo en la noche fría?

—Sí.

—¿Cómo se siente?

—Quisiera morir, tiene vergüenza, se siente sucio, degradado, asqueado…

—Muy bien. Ahora el Patrick que está conmigo va a entrar en esta imagen y se va a acercar al joven. Explícale que él sólo necesitaba que alguien lo tomara entre sus brazos. Dile que él no ha hecho nada malo, que esa era la única forma que él conocía de recibir más afecto. Dile que no se juzgue, que todos los niños necesitan afecto. Díselo con tus palabras.

—Patrick, no es tu culpa. Te sentías tan perdido, tenías tanta necesidad de que alguien te tomara entre sus brazos, que te consuele, que te diga que no estás sólo. La única forma que aprendiste a recibir afecto fue por medio del abuso de un hombre. No te sientas culpable de eso. Ahora yo te voy a dar ese afecto, y tú no necesitarás que los hombres abusen de tu cuerpo. Todo eso se acaba hasta este momento, ya eso no pasará más.

—¿Cómo se siente ahora el joven Patrick?

—Entendió. Se perdona, ya no se siente más culpable.

—Muy bien, guarda la imagen de ese joven muchacho en tu corazón, después ubícate en el sito en el que ahora te encuentras.

Cuando Patrick reveló ese secreto a su familia, era, por supuesto, para liberarse de su propia vergüenza y del sentimiento de culpa con el cual ya no podía vivir. Al liberar esa carga con respecto a su cuñado, pensaba liberarse, pero al tomar consciencia de la tristeza que le causaba a su hermana, se sentía muy culpable por haberse dejado llevar de esa manera.

Le propuse que redactara una primera carta para su hermana en la cual le dijera todo lo quisiera expresarle, luego que la quemara para que actuara de forma vibracional. Al cabo de un tiempo, debía escribirle de nuevo a su hermana para decirle que la quería y que sufría por esa separación, que le pedía perdón por haber dejado escapar ese secreto en un momento inapropiado.

Y eso fue lo que hizo. Su hermana le respondió que ella lo perdonaba y también a su marido. El conflicto se solucionó. Más tarde, la psoriasis de Patrick comenzó a mejorar. Un año más tarde supe de él: estaba completamente curado.

Con frecuencia, la psoriasis está ligada a un doble conflicto, pero no necesariamente implica un conflicto de menosprecio. Cuando sólo afecta la epidermis, lo más seguro es que se trata de un conflicto de separación (rechazo, incomprensión) ligado a un sentimiento de desvalorización o de culpa. Ataca la dermis cuando se ve agravado por un conflicto de menosprecio.

Mara y el síndrome de Menière

Mara asistió a mi consulta por un problema de acúfenos (zumbidos en los oídos), vértigos y mareos. Estos síntomas comenzaron tras la partida del hombre que amaba.

Mara es violinista. Sus giras de conciertos la llevaban a diferentes países. Durante uno de esos viajes, encontró a Francis, un músico miembro de una gran orquesta. Durante mucho tiempo, se veían en las giras. En una de ellas, Mara se vio afectada por una crisis de pareja: su marido la dejó y le dijo que tenía la intención de pedirle el divorcio.

Completamente desamparada, sin la posibilidad de interrumpir una de sus giras, aceptó el apoyo de Francis quien puso a un lado su trabajo para seguirla. A pesar de que amaba a su marido, se consolaba en los brazos del músico.

Al llegar a su casa, su marido la rechazó completamente, mientras que Francis no dejaba de enviarle mensajes llenos de amor. Compartida entre el hombre que todavía amaba, pero que no quería estar más con ella, y el otro que le abría las puertas de su casa y de su corazón, decidió unirse a Francis, dejando todo atrás, su país, sus hijos (que eran adultos), sus amigos, para comenzar una nueva vida en tierras foráneas.

Francis le propuso construir juntos una escuela para músicos del mundo entero. A pesar de los duelos que ella vivía, ese proyecto la motivaba a avanzar con su enamorado. Los dos continuaron sus giras para cubrir los gastos de construcción, los cuales fueron largos y fastidiosos. Cuando regresaban, cansados, su tiempo no era más que para ocuparse de los problemas que debían resolver. Ya no tenían vacaciones; todo el tiempo estaba consagrado a su futura escuela, a su trabajo y a sus estudiantes.

Terminaron de construir la escuela. Ahora que estaban un poco más desahogados, Francis le informó a Mara que estaba enamorado de una de sus estudiantes y que deseaba hacerla su esposa.

Eso fue un *shock* para la joven mujer. Ella no se esperaba esa situación, creía que la complicidad que existía entre ellos era suficiente para mantenerlos juntos, pese a que su relación estaba centrada más en su trabajo que en su relación de pareja.

De repente, ella se dio cuenta hasta qué punto lo tenía. Mara intentó lo más que pudo mantener a ese hombre con ella. Llegó incluso a ir donde la estudiante para decirle cuánto amaba a Francis, pedirle que dejara de esa relación y así poder salvar la suya. Pero la decisión de Francis era irrevocable; le dijo a su nueva enamorada que aunque ella se fuera, no regresaría con Mara.

—¿Qué fue lo que pasó Mara, después de que Francis te hizo esa confesión?

—Francis se distanció. Todos los días mantenía constante comunicación con ella. Incluso la hizo venir a la casa donde vivíamos, y después fue a llevarla a su casa.

—¿Cómo te sentiste cuando se fue con su estudiante?

—Me sentí como un coche viejo que se deja en el garaje para ir en busca de un modelo nuevo. No podía entender cómo un día me podía amar y al otro no sentir nada por mí. Nos agarrábamos de la mano en el avión que nos traía de vuelta a casa y una semana más tarde me anunció que estaba enamorado de esa mujer.

—¿Y cómo te sientes en el presente?

—Desamparada, molesta, triste, deprimida. Ya nada tiene sentido para mí; incluso esta escuela, en la cual invertí tanto tiempo y energía ya no significa nada para mí. Ya no tengo ganas de seguir. Hay momentos en los cuales no tengo ganas de vivir. Me siento abandonada, traicionada. No sé a dónde ir ni qué hacer. No me veo viviendo en mi país y aquí me siento sola. Me siento como un árbol desarraigado y que no sabe dónde plantar sus raíces.

Aquí vemos que el conflicto de abandono en el caso de Mara está ampliado por la pérdida de sus referencias. Ella perdió completamente lo que para ella era su anclaje; su existencia giraba en torno a Francis con quien había construido su nueva vida. Su antigua vida con sus raíces ya o estaban, la nueva se desvanecía, era como si todo su universo se derrumbaba en poco tiempo. Esto es lo que explica el síndrome de Menière.

¿Cómo ayudar a Mara? En primer lugar, había que ayudarla a encontrarse con sus referencias. Recordemos que en un conflicto de pérdida, hay que encontrar una solución para reemplazar lo que ya no está.

—Mara, imagina que eres un árbol con raíces voladoras y que puedes plantarte en un lugar. ¿Cuál sería ese sitio?

—Creo que sería en el sol, ya que desde niña, siempre encontré una gran energía.

—Bien Mara, anda al lado del sol e imagina que plantas tus raíces. De modo que adonde vayas en este mundo, no te sientas más nunca desarraigada.

Mara se colocó cerca del sol y tomó una gran respiración. Se vio tal cual un árbol plantar sus raíces en el astro.

Después de ese trabajo, su problema de acúfeno mejoró y los vértigos cesaron. Pero no le había tomado el gusto a la vida. Su soledad le pesaba, sus hijos estaban casados, todos sus amigos vivían en pareja. Tenía la sensación de no existir para nadie y pensaba que era mejor desaparecer.

—Mara, ¿aprendiste a existir por o a través de los otros?

—Sí, pasé mi vida queriendo ser competente y a ocuparme de los otros.

—¿Pudo haberse dado el caso que hayas aprendido a existir para ti misma?

—No sé lo que significa «existir para sí mismo», ¿cómo se puede existir para sí mismo?

—Lo primero que hay que hacer para existir para sí mismo consiste en darse un poco más de tiempo a sí mismo y dar un poco menos a los otros. Todas esas horas de ensayo para ser una buena ejecutante, para mantener tu reputación, ¿era tiempo para ti o para gustar a los otros? ¿te quedaba tiempo para relajarte, para disfrutar de la vida con Francis?

—Es verdad que yo pensaba continuamente en lo que debía hacer. Me parece que pasé mi vida en resolver problemas, en extinguir fuegos o en responder los requerimientos de los demás. Cuando me quedaba algo de tiempo, estaba tan cansada, necesitaba tanto recuperarme que no me quedaba energía para nuestra relación de pareja. Comprendo que Francis disponía de mucho tiempo y que necesitaba de una mujer que estuviera disponible para él. Lo entendí, pero desafortunadamente ya era muy tarde.

—En el presente, ¿qué pudieras hacer para darle un sentido a tu vida?

—¡Desearía tanto que Francis regresara! ¡Quisiera poder recomenzar y dedicarme a nuestra relación de pareja!

—Comprendo, pero Francis ya no está, ¿qué será de tu vida?

—No lo sé…

—¿Es posible que te hayas sentido atraída por hombres? ¿Tienes la impresión de que no existes para los hombres porque nunca has existido para ti?

—¿Existe la posibilidad de que aprendiendo a existir para ti misma atraigas esta vez un hombre para que puedas verdaderamente existir?

—Voy a aprender verdaderamente a existir por mí misma. Voy a seguir mi trabajo, pero de una manera diferente. Voy a darme tiempo para mí misma, de hacer cosas por placer. Voy aliviar la carga de trabajo que llevo, de manera que pueda consagrar más tiempo a una nueva relación de pareja.

—¿Y dónde podrías reconstruir tu nueva vida?

—Aquí. Me voy a dar el tiempo que sea necesario, pero lo lograré.

—¿Cómo te sientes hasta el presente?

—Mucho mejor, con más confianza en el futuro.

Cada uno de nuestros males está vinculado a uno o a varios conflictos. Podremos curarnos cuando tomemos consciencia de ellos y le demos una solución.

Recordemos que para resolver nuestros conflictos, debemos encontrar una solución a situación que nos perturba o transformar el o los sentimientos que generan las emociones que originan nuestros males. Este trabajo debe ser llevado a cabo por un terapeuta calificado. Sin embargo, los ejemplos aportados en este capítulo buscan ayudar al lector a hacer su propia terapia o a asistir a los participantes en su trabajo terapéutico.

Capítulo 6

Cooperar con mi cuerpo en su proceso de curación

Si a menudo a los médicos les cuesta establecer una relación terapéutica fructífera con sus pacientes, en gran parte se debe a que han sido formados a ser simples mecánicos. En la facultad, aprendemos todo lo que se debe saber sobre la enfermedad, excepto la forma en la que la vence aquel que la sufre.

DOCTOR BERNIE S. SIEGEL

SER CUIDADO O CURADO, UN ASUNTO DE ELECCIÓN

La elección de la persona afectada

Algunas personas se contentan por no tener síntomas y nos dicen: «Después de tomar ese medicamento, ya no tengo más problemas». Otras obtienen atención por el cuidado que reciben: «Tengo un doctor tan amable que me trata tan bien». Hay otras quienes incluso creen que el sufrimiento es el preludio a la elevación espiritual; pasan de un sufrimiento a otro, convencidas de que eso tiene mucho mérito. Otros deciden ir al origen de sus problemas para lograr una verdadera curación.

La elección de la persona que interviene

Disponemos de un gran abanico de practicantes en diferentes disciplinas. Tenemos, por lo tanto, la posibilidad de elegir entre la medicina alopática (clásica), ayurvédica o china, la nueva medicina germánica del Dr. Hamer, la metamedicina, la medicina alternativa, enérgicas, vibratoria, natural, etc.

Todas esas medicinas o esas terapias podrían, en función del interventor y de su práctica, clasificarse en una medicina sintomática o en una medicina global. ¿Cuál es la diferencia entre las dos?

La medicina sintomática busca eliminar los síntomas para frenar la enfermedad, mientras que la medicina global busca restablecer la armonía en la persona que consulta: armonía en su cuerpo e igualmente en todo su ser. Toma en cuenta tanto la afección como los pensamientos, los sentimientos y las emociones que vive esta persona en relación con el medio donde se desarrolla.

¿Cómo saber si nuestro médico o nuestro terapeuta practica una medicina sintomática o global? Tenemos que observar qué es lo que más le da prioridad. ¿Pone énfasis en los dolores y nuestros síntomas para ayudarnos a hacerlos desaparecer? O más bien ¿busca ayudarnos a reconocer la causa de nuestro sufrimiento para que podamos aportar los correctivos apropiados? En el primer caso, practica una medicina sintomática, y en el segundo, una medicina global.

La medicina sintomática

La medicina sintomática tiene como objetivo principal atenuar el dolor, suprimir los síntomas o eliminar el agente causal, como los virus, las bacterias y las células malignas.

Si sufrimos, por ejemplo, de migraña, el médico nos prescribirá medicamentos, el homeópata gránulos o disolución, el naturópata productos naturales, etc. Cada practicante de una medicina sintomática tendrá un producto específico que proponernos. Tomemos en cuenta que entre esos interventores, muchos practican una medicina global.

Esos sobres, gránulos y disoluciones son muy útiles para atenuar el dolor y pueden hacer desaparecer por completo los síntomas. ¿Pero cómo explicar que sean eficaces para una persona y no para otras?

Si la afección se atenúa o desaparece:
- Es posible que el remedio, el medicamento o el tratamiento le haya aportado la ayuda al cuerpo en su proceso de curación;
- Es posible que en el momento en que la persona consultó estaba en fase de curación; su cuerpo estaba justamente curándose;
- Es posible que la fe en el medicamento o en el tratamiento haya movilizado energías de curación en esa persona.

Si la afección persiste:
- Es posible que la causa física o psíquica desestabilizante perdure porque no fue establecida ni eliminada;
- Es posible que la persona no confíe en el medicamento o en el tratamiento, inmovilizando su energía de curación e incluso manifestándose en reacciones alérgicas;
- Es posible que el organismo de la persona se encuentre demasiado afectado para que el medicamento o el tratamiento pueda operar favorablemente.

Toda la farmacología reposa en la medicina sintomática, en la cual los practicantes de la medicina alopática (clásica) fueron formados. Para una enfermedad, se prescribe tal medicamento, y si no produce los resultados esperados o si aparecen efectos secundarios indeseables, se recomienda un nuevo medicamento, para reemplazar al primero, o nuevos medicamentos para oponerse a sus efectos secundarios. La biblia de los medicamentos, contiene más de dos mil páginas, en la que cada una describe en promedio tres medicamentos.

La medicina sintomática, que busca aliviarnos de los dolores, es lo que se puede considerar como una aproximación masculina en el arte de tratar la enfermedad. Es interesante notar que Louis Pasteur, a quien influyó la medicina clásica, tenía el brazo izquierdo paralizado. El lado izquierdo del cuerpo corresponde a nuestra parte femenina, es decir, la sensibilidad, la intuición y la capacidad de síntesis, las cuales nos dan una visión global de lo que pasa.

Al igual que Pasteur, ¿la microbiología y la medicina clásica habrían sido edificadas sobre valores masculinos en detrimento de los valores femeninos? La propiedad del masculino consiste en buscar una solución concreta, práctica y objetiva a un problema con el fin de obtener un resultado convincente, mientras que el lado femenino aborda un problema de manera subjetiva y global apoyándose en el sentir y la intuición.

Veamos un ejemplo. A una persona que sufría de acúfeno, el kinesiterapeuta consultado sugerirá pedirle a alguien que le produzca movimientos repetidas veces para restablecer el líquido en su oreja interna. Otros pacientes fueron sometidos a intervenciones quirúrgicas en el tímpano o en el nervio auditivo para eliminar el ruido interior que ellos escuchaban. Resultado: ellos escuchaban aún ese ruido o perdieron la audición del lado de la oreja afectada. Con un enfoque femenino, se buscará, en su lugar, descubrir cuál es la sobrecarga de tensión interior que padece esa persona, para ayudar a liberarla.

Veamos la historia de Juliana. Esta joven mujer consultó a varios odontólogos por unos dolores en los dientes y en las mandíbulas. Le propusieron tratamientos de conducto. Luego de esta intervención, y aún con los dolores, le sugirieron una extracción gradual de sus dientes. Luego de dos años de cuidados que le costaron más de 15.000 $, y casi todos sus dientes, los dolores seguían siendo intensos.

Una persona le habló de un odontólogo con un enfoque diferente; ella tomó una cita. En el consultorio, ella no hizo más que desahogar todo su desespero. Afectado por el caso, el odontólogo le aconsejó que me viera.

De manera resumida, veamos el proceso que utilicé para ayudarla a delimitar la causa de sus dolores, y luego ayudarla a liberarse del mismo.

—Juliana, ¿cuándo comenzaron tus dolores de dientes?

—Hace aproximadamente dos años.

—¿Viviste un hecho o acontecimiento particular justo antes de la aparición de esos dolores de dientes?

—Sí, lo recuerdo muy bien. Fui escogida como jurado durante un proceso judicial. Era mi primera experiencia en ese género. No sé por cuál razón, el acusado no dejaba de mirarme, me sentía perturbada, intimidada. Cuando regresé a casa, me puse a llorar, lloré todo el fin de semana. No podía entender lo que me pasaba, me sentía trastornada. Y fue en ese momento en que comencé a tener problemas en la mandíbula, y luego se propagó a mis dientes.

Este acontecimiento le había despertado, sin saber, un miedo inconmensurable vivido en su infancia. Mientras más se intervenía en la manifestación que en la causa, los dolores persistían. Yo sospechaba que ella habría sufrido abusos, dado que el elemento que desencadenaba había sido la mirada de un joven hombre incestuoso. No era el primer proceso de incesto que ella escuchaba, fue esa mirada y no la causa la que la había perturbado.

—Juliana, ¿has vivido un incesto?

—No tengo ningún recuerdo al respecto.

—¿Cómo te sentiste cuando ese muchacho te miraba?

—Mal, muy mal, no sé por qué.

—¿Puedes resumir en una palabra el sentimiento o la emoción que sentías en ese momento?

—No, no sé qué palabra podría decir.

—¿Asco, desprecio, rabia?

Invité a Juliana a relajarse y a cerrar los ojos. Le pedí que viera el palacio de justicia, la corte, el juez, los abogados, luego que se viera ella misma, como jurado, y por último, ver al acusado.

—Juliana, mira bien a ese hombre, él va a fijar su mirada en ti, dime lo que sientes.

—Tengo miedo, mucho miedo.

—¿De qué tienes miedo?

—Tengo miedo de él.

—Míralo bien, ¿esos ojos te recuerdan a alguien?

—Sí, son los ojos de mi hermano.

—Son los ojos de Cyril».

La traje gradualmente conmigo y le pregunté lo que había pasado con su hermano.

Juliana era la hija menor de una familia de siete niños. Cyril era el segundo hermano. Él tenía nueve años más que ella. En su adolescencia, consumía droga y perturbaba mucho la armonía familiar. Juliana le tenía mucho miedo.

Trabajé con ella relativamente en un acontecimiento donde Cyril, bajo los efectos de la droga, quería matar a uno de sus hermanos con un cuchillo. Su madre intervino para separarlos. En ese momento, Juliana tuvo muchísimo miedo de que su hermano matara a su madre.

A través de imágenes mentales, la ayudé a liberarse de ese miedo que había fijado. Luego de esta sesión, sintió un cierto alivio, pero los dolores reaparecieron.

Me faltaban tres encuentros adicionales, de dos horas cada uno para llevarla a experimentar un profundo sufrimiento ligado a un incesto que ella había ocultado. Esos dolores en las mandíbulas y en los dientes estaban ligados a los gritos que Cyril le produjo al meterle la mano en la boca mientras que otro de sus hermanos abusaba de ella.

Después de haber liberado esas fuertes emociones, Juliana entró en un proceso de recuperación (parasimpaticonía). En las horas siguientes de la terapia, sus dolores fueron más intensos y luego disminuyeron gradualmente. Esta vez sí había entrado en verdad en un proceso de curación. Tenía que darle a su cuerpo el tiempo necesario para proceder a la recuperación de los tejidos afectados por el estrés intenso que la habitaba.

¿Este trabajo de liberación emocional le hubiera evitado la extracción de sus dientes si se hubiera realizado desde el principio? La respuesta es sí. ¿Por qué no le propusieron entonces esta terapia desde el principio?

Como la mayoría de las personas que padecen un dolor, Juliana primero consultó a un médico con un enfoque masculino. Ese odontólogo, afectado por todo lo que había escuchado, sospechó que la causa era profunda.

La medicina masculina tiene su lugar cuando se trata de aportar un alivio inmediato, al hacer cesar un síntoma muy doloroso; tiene su lugar por un problema concreto tal como un traumatismo, una urgencia, una crisis aguda, la mejora funcional o estética de un órgano, etc. Pero cuando la causa es abstracta, se ve limitada rápidamente.

La medicina femenina también tiene sus límites en este sentido: en ocasiones un medicamento es necesario para atenuar un síntoma, una intervención quirúrgica resulta un procedimiento de rigor, o la mejora de la función de un órgano necesita la colocación de una prótesis. Todo esto le concierne a la medicina masculina.

Podemos ver, por lo tanto, que una complementa a la otra. Lo ideal es saber utilizarlas en el momento oportuno.

La medicina masculina reconoce fácilmente que más del 80% de los problemas de salud tienen orígenes psicosomáticos, pero ella interviene con soluciones concretas: medicamentos, intervenciones quirúrgicas, tratamientos para hacer desaparecer los síntomas, etc. Por el contrario, los padecimientos de orden psicosomático pueden requerir, en primer lugar, un medicamento o un tratamiento para aliviar al paciente, pero ellos necesitan ser exteriorizados, escuchados con compasión para que la persona afectada pueda exteriorizar sus penas, tristeza, decepciones, desesperos, rabia, dudas y miedos; eso resulta de una medicina femenina.

Aunque nuestra medicina clásica sea masculina, existen practicantes que se toman el tiempo de escuchar a sus pacientes. En algunos casos les sugieren un libro que pueda ayudarlos; en otros casos, los motivan a ejecutar una acción precisa para resolver sus problemas.

Médicos abiertos a un enfoque femenino me han confesado que con algunos pacientes ese proceder no es conveniente. Todo lo que ese tipo de pacientes desea es una receta para calmar sus dolores. Si hay médicos con un enfoque masculino, también hay pacientes que no están dispuestos a tocar sus emociones, y un enfoque masculino les conviene perfectamente. En general, esas personas se abren de otras maneras cuando la medicina clásica ya no tiene más nada para ellas.

La medicina global

La medicina global puede tomar diferentes apelaciones, pero la más corriente es la «medicina holística» que viene del inglés *whole* que significa «todo». La medicina global se ocupa de todas las dimensiones del ser humano más que del cuerpo en sí o una parte del mismo.

Para comprender esta interrelación, tomemos a un instrumento de cuerdas, por ejemplo, una guitarra. Si sólo tocamos una nota al pisar una sola cuerda, la vibración se propaga en el instrumento, produciendo inevitablemente una reacción por más mínima que sea, en las otras cuerdas que comenzarán a vibrar a su vez. De acuerdo al enfoque holístico, el ser humano reacciona de forma similar ante cualquier forma de terapia.

Curar una dimensión del ser tiene inevitablemente repercusiones en las otras dimensiones. El tratamiento del ser en su globalidad tiene, por lo tanto, más posibilidades de ayudarlo a elevarse hasta un nivel de armonía que ningún tratamiento tomado de manera asilada podría alcanzar. De este modo, desde una perspectiva realmente holística, ninguna dimensión es más importante que la otra. Es la relación cuerpo, alma y espíritu la que es tomada en consideración.

> *«Curar dividiendo las dimensiones físicas, psíquicas, relacionales y espirituales resulta perjudicial e ineficaz.»*
> JEAN JACQUES CRÈVECOEUR

LA RELACIÓN CUERPO-ESPÍRITU

El efecto placebo es la mejor prueba de que no existe separación entre el cuerpo y el espíritu. Veamos algunos ejemplos:

Un médico quería verificar la teoría según la cual el ácido ascórbico era un remedio preventivo; para ello, convocó a dos grupos de participantes. En el primer grupo le administró un placebo haciéndoles creer que estaban tomando vitamina C. En el segundo, les dio vitamina C, pero les hizo creer que estaban tomando un placebo. El primer grupo tuvo menos gripe que el segundo.

Durante las investigaciones sobre el tema, se colocaron inyecciones de placebo a pacientes en los que las pastillas de placebo no les habían procurado ningún alivio: el 64% entre ellos fueron aliviados y su estado mejoró. Esos pacientes debían creer que un medicamento administrado a través de una inyección era más eficaz que los comprimidos.

La canadiense Linda McKenzie, pintora y escritora de 46 años y afectada por el mal de Parkinson, se le practicó una cirugía placebo. El periodista[10] que contó su historia relata que una de las primeras cosas que esta mujer recordó, fue el zumbido de un taladro que los médicos utilizaron para perforar cuatro huecos en su frente anestesiada.

Durante la intervención, ella escuchó al cirujano pedir los implantes. Se le había prevenido que estos estaban compuestos de células fetales que se inyectan profundamente en el cerebro de los pacientes con mal de Parkinson con el fin de compensar las neuronas destruidas por la enfermedad.

Después de la intervención, Linda McKenzie afirmó haber sentido que su estado había netamente mejorado. Sin embargo, ella no había recibido ningún implante, ya que ella formaba parte de un grupo piloto en el que los sujetos iban a ser operados pero no iban a recibir los implantes, y esto ella lo ignoraba completamente. El periodista agrega que sus síntomas disminuyeron temporalmente gracias sólo a esta cirugía placebo.

Parece que otras enfermedades conocieron, gracias a esta intervención placebo, una mejora remarcable y permanente de su estado.

En *El misterio del placebo*[11], el psiquiatra Patrick Lemoine precisa que en un estudio, el único paciente entre diecisiete que había conocido una mejora en el plano electrocardiográfico se le había practicado una cirugía placebo. Este doctor escribe que los placebos más conocidos, las pastillas azucaradas, algunas veces son tan eficaces como los medicamentos verdaderos. También reporta números casos donde el placebo ha actuado más rápido que el me-

10. *L'actualité*, abril 2000.
11. Patrick Lemoine, *Le mystère du placebo*, París, Odile Jacob, 1996.

dicamento activo. Mejor aún, ¡la eficacia del placebo puede incluso producir efectos secundarios! Se habla entonces de efecto nocebo, palabra que nos recuerda que tenemos en nosotros la capacidad tanto de curarnos como de destruirnos.

De la misma manera, los médicos Petr Skrabanek y James Mc Cormick relatan que los estudiantes de medicina que participaron en un estudio sintieron muchos efectos secundarios después de haber tomado un comprimido de azúcar que ellos creyeron era un medicamento poderoso. Se quejaban de un estado depresivo, de un efecto sedativo, de agitación, excitación, de temblores, dolores de cabeza y una desaceleración del ritmo cardíaco[12].

Estos síntomas eran idénticos a los que hubieran podido sentir si hubieran tomado el verdadero medicamento.

Con frecuencia nos olvidamos de la acción de nuestros pensamientos en nuestro cuerpo.

Me encontraba de viaje con un grupo pequeño. Como nuestro guía, al parecer, conocía los buenos restaurantes, dejamos que escogiera el sitio a donde iríamos a cenar. Acabábamos de llegar a una localidad donde había pocos turistas, y en el restaurante al que llegamos éramos los únicos clientes. Nuestro guía nos pidió pasta a la marinera. Yo pensé que en vista de la poca clientela esos productos del mar no debían estar muy frescos. Cuando recibí mi plato, los coloqué a un lado, y sólo me comí la pasta, la cual estaba impregnada con la salsa de los mariscos. Todos los miembros de nuestro pequeño grupo digirieron muy bien su cena, excepto yo por mi indisposición.

Si nuestros pensamientos pueden tener tal incidencia en nuestro organismo, imaginemos el impacto que las palabras de un médico o de un terapeuta pueden tener en una persona preocupada por lo que le ocurre.

Un homeópata que había participado en uno de mis seminarios de formación utilizaba un péndulo, o en ocasiones su índice, para decirle a sus pacientes de lo que sufría y luego les proponía un producto homeopático

---

12. Petr Skrabanek y James McCormick, *Idées folles, idées fauses en medicine*, París, Odile Jacob, 1997.

vendido por él mismo. Tenía ofertas de consultas gratuitas para algunos participantes que, sin ninguna duda, necesitaban aprender a utilizar su discernimiento. Entre otras cosas, este homeópata le había afirmado a uno de sus pacientes que sus arterias estaban tapadas en un 80%, cuando dicha persona no tenía problemas de circulación y nunca había sufrido de alta tensión arterial. Inquieto, este participante me habló al respecto y lo pude tranquilizar.

Podemos imaginar el efecto que tales pronósticos pueden tener en una persona influenciada, sobre todo cuando son sostenidas por un médico. Como lo dije, nunca había estado tan convencida de que estábamos en la era del discernimiento.

Julie me escribió esto:

«Después de una neuritis óptica que padecí hace seis meses y que estaba totalmente curada, yo debía, según lo acordado, regresar por una visita de rutina al neurólogo. Ese día, ignoraba el por qué, me dijo que según los análisis que me había realizado hace seis meses, sufriría de esclerosis múltiple, y que debía comenzar lo más pronto posible un tratamiento preventivo. Recibí ese diagnóstico de enfermedad degenerativa de frente, sin rodeos, como un baño de agua fría, el cual me congeló. Sin tener el tiempo de reaccionar, el doctor agregó: "No te preocupes, todas las personas que padecen de esta enfermedad no necesariamente terminan en una silla de ruedas". Perspectiva poco alentadora.

Ese día me di cuenta de lo afortunada que era por haber adquirido un cierto discernimiento para no dejarme llevar por mis emociones. En el pasado, esta supuesta enfermedad, la hubiera desarrollado por el hecho de tener que vivir con esta amenaza perpetua.

Para incrementar la ambigüedad del mensaje de este neurólogo, agregó que él no me había dado ese diagnóstico seis meses antes porque yo no había recibido sino una prescripción de cortisona.

Me dio una nueva prescripción y me dijo que no estaba obligada de tomar ese medicamento. De acuerdo a su protocolo, la persona debía haber recibido dos prescripciones de cortisona antes de poder recibir el tratamiento de fondo de esclerosis múltiples para que éste fuera tomado en cuenta por el seguro médico.

En resumidas cuentas, se trataba de un asunto de reembolso. En el presente ya no me encontraba "afectada", como hacía seis meses, pero en ese momento cumplía con los requisitos para recibir el tratamiento. Me propuso tomar Interferon cada dos días vía subcutánea de por vida. Yo no me sentía enferma para nada, pero estoy segura que lo estaría al haberme dejado inyectar ese veneno.

Doctora Claudia, quiero agradecerle por la evolución que pude hacer gracias a sus libros y a sus seminarios, los cuales despertaron mi consciencia. Esa evolución no siempre fue fácil, pero me permitió tomar en control de mi vida. Y si sólo fue para evitarme ese sufrimiento, verdaderamente valió la pena el tiempo que le consagré.»

Cuidado con confundir uno o varios síntomas con la enfermedad. Encontré muchas personas que por haber presentado un síntoma de los que se encuentran en la esclerosis múltiple, entre ellos la neuritis óptica, recibieron un diagnóstico de esta enfermedad, o por un herpes un diagnóstico de sida.

Un síntoma no es una enfermedad, pero puede conllevarnos a ella si no escuchamos el mensaje que nuestro cuerpo trata de enviarnos.

HABLARLE A NUESTRO CUERPO Y ESCUCHARLO

Nuestro cuerpo es nuestro mejor aliado en la vía de nuestra evolución; por ello, debemos aprender a tratarlo como a un amigo, y así descubrir cómo comunicarnos con él. Por ejemplo, antes de comenzar un programa para ponernos en forma, una intervención quirúrgica o un tratamiento de quimioterapia, pudiéramos prevenirlo de lo que vamos hacer, explicándole la razón y pidiéndole su colaboración.

Una participante, enfermera de un departamento de oncología, me contó que antes de administrar un tratamiento de quimioterapia a sus pacientes, ella les decía: «Les voy a inyectar un elixir de vida». Podemos hacer lo mismo con nuestro cuerpo explicándole: «Te voy a dar ese tratamiento para que destruyas todas esas células malignas y me produzcas nuevas células sanas. Te agradezco por este trabajo que te pido».

Nuestros síntomas son mensajes. Algunas veces nuestro cuerpo busca prevenirnos: «Necesito un reposo». Sentimos entonces un gran cansancio o nos da gripe. Algunas veces nos dice: «Me exiges demasiado». Nos explica a través de adormecimiento en los dedos o en las piernas. En otros momentos, nos dice: «Encuentro esta situación injusta, inaceptable, ¡no es lo que yo quiero!». Y nos los manifiesta con dificultades para digerir o con ardor estomacal. En otros momentos, desea explicarnos a través de las sensaciones de vértigo: «Ya no sé, no sé ni a donde voy. Perdí a la persona con la que podía contar, la que representaba mi seguridad». A través de un dolor de encías, puede decirnos esto: «Tengo miedo tomar una mala decisión, de no hacer una buena elección».

Si podemos entender lo que nos intenta transmitir, podemos decirle, «te agradezco, entendí. Me voy a ocupar de ti, puedes cesar esos síntomas».

Veamos algunos ejemplos. Uno de mis participantes sufría de crisis de gota, la cual la trataba desde hacía años con la Colchicina. Haciendo un trabajo en él, descubrió la causa. Se dio cuenta hasta qué punto siempre había tenido miedo de ser influenciado por los demás. Para protegerse, buscaba continuamente tener el control de las situaciones. Cuando se encontraba confrontado a una situación en la que sentía que le faltaban el respeto o que habían abusado de su confianza, sentía una gran cólera que se manifestaba con las crisis de gota.

Cuando tomó consciencia, le habló a su dedo gordo: «Entendí, voy a aprender a tranquilizarme y a dejar el control de las situaciones. Voy a desarrollar mi confianza en la vida. Ya no necesito esos síntomas. Te agradezco por esos mensajes, ¡puedes curarte completamente en el presente!».

Pasó varios años sin sufrir de crisis de gota, y cuando en ocasiones reaparecía, comprendía con más rapidez lo que se la provocaba.

Un día, una de mis amiga me llamó y me dijo:

—Claudia, no quisiera molestarte, pero tengo un mensaje de mi cuerpo que no logro entender. Siento ardores en todo el tubo digestivo que parten del intestino y llegan hasta el esófago. Es como si tuviera fuego en mi interior. Fui a un médico que me dio un medicamento para tomarlo durante 30 días. Eso fue hace cuatro días y no creo resistir el mes. Ya no puedo dormir mientras siento la quemazón. Por eso es que me arriesgué a molestarte.

—Ana, antes de sentir esas quemaduras, ¿cuál fue la emoción más fuerte o la situación más desagradable que viviste?

Mi pregunta le hizo resurgir emociones que ella mantenía, pero que era incapaz de responder mientras se encontrara en un estado de confusión.

—No busques en tu cabeza, escucha la emoción que sube. ¿Qué es lo que esta emoción trata de decirte?

Me centré en lo que ella sentía con respecto a su emoción y a la situación que compartía conmigo.

—Es probable que esa situación te está diciendo: «Ya no sé qué hacer, no sé qué decisión tomar. Tengo miedo de no tomar le mejor decisión».

—Sí, ¡es exactamente eso!

—¿Pudieras estar sintiendo que no eres capaz de tomar la mejor decisión y que el miedo de no hacerlo te cree una fuerte angustia que te impide dormir?

—Sí, ¡me siento terriblemente angustiada!

—¿Pudieras aceptar, por el momento, que simplemente no sabes qué decisión tomar?

—Cuando uno no sabe qué hacer, lo ideal es no hacer nada, dejar que los hechos nos muestren la mejor opción a escoger.

—Entonces, ¿pudieras aceptar tu impotencia en lugar de darle tiempo al tiempo para saber cuál será la mejor elección para ti?

—Sí.

La sentí respirar, aliviarse.

—¿Cómo te sientes ahora?

—Mejor.

—Muy bien. En este momento ¿quieres decirle a tu cuerpo que entendiste, que puede calmarse, que vas a dejar que la vida te muestre la mejor decisión a tomar?

Ella lo hizo.

—Gracias Claudia, buscaba, pero no entendía.

Cuando tenemos la nariz en la botella, es muy difícil leer la etiqueta. Por esta razón necesitamos de una persona que nos ayude a tener perspectiva.

En la terapia, cada vez que el participante entendió lo que su inconsciente quería decirle, termino invitándolo a que agradezca la parte afectada de su cuerpo por el mensaje que esta persona debía entender, y que le diga que en el presente puede curarse completamente, que él va a ocuparse del problema. Eso siempre da buenos resultados.

Si estamos atentos a esas señales y si las remediamos, no desarrollaremos la enfermedad, pero en el caso contrario, esos síntomas pueden ampliarse y la enfermedad instalarse. De allí la importancia de aprender a reconocer el lenguaje de nuestros síntomas[13].

También podemos decirle al cuerpo: «Eso va a pasar. Eso se va a curar», en lugar de alimentar inquietudes o angustias. Cuando observamos una mejora o manifestaciones de curación, hay que agradecerle por el trabajo que hace para curarnos.

Una participante me mostró una pequeña lesión cutánea en su pantorrilla. Había consultado a su médico, y de acuerdo a su apreciación, se trataba de un epitelioma (cáncer de piel). Ella estaba muy angustiada. Como eso era reciente, le pregunté que cuál había sido la emoción más fuerte que había vivido con alguno de sus allegados[14] antes de que apareciera esa lesión.

Se recordó, en efecto, de un acontecimiento relacionado con sus padres e hizo un trabajo de liberación de sus emociones. Posteriormente, observó que la lesión había disminuido. Le agradeció a su cuerpo tanto por el mensaje y por la curación.

Podemos hablarle a nuestro cuerpo en cualquier momento. Montando un cuadro, sentí un dolor en el cartílago en la rodilla derecha. Inmediata-

---

13. Este lenguaje está ampliamente explicado en mi libro *Guérir en comprenant les messages de nos malaises et des nos maladies. le grand dictionnaire de la métamédecine.*

14. Los problemas de piel tienen que ver con mucha frecuencia con las relaciones con nuestros allegados.

mente le hablé a mi cuerpo: «Ve a tu ritmo, no te impondré nada y tampoco me impondré nada a mi». El dolor se calmó.

De la misma manera, podemos pedirle perdón a nuestro cuerpo por los excesos a los que lo sometemos, y prometerle compensar la falta de descanso o de ejercicio, o aún, el abuso de trabajo, de comida, medicamentos, alcohol, cigarros, etc.

DARLE TIEMPO A NUESTRO CUERPO PARA CURAR

Cuando sufrimos un traumatismo violento que produce una fractura, nuestro cuerpo pone en marcha rápidamente un proceso de recuperación que va a dirigirse hacia la cicatrización y la curación de la herida. Los tejidos van a repararse lentamente, los vasos van a reconectarse unos a otros, las terminaciones nerviosas van a rehacerse, y las células van a multiplicarse para reconstruir las partes lesionadas.

Todo ese proceso requiere tiempo, un tiempo indispensable y necesario. No podemos acelerar ese proceso natural, no nos queda que respetarlo y mantenerlo, dándole al cuerpo el reposo necesario, una sana alimentación y brindándole los cuidados adecuados para que la herida se cierre a su ritmo.

Estamos dispuestos a aceptar el hecho de que una fractura necesita tiempo para curarse, pero cuando se trata de otra afección, no estamos tan dispuestos a concederle un plazo razonable a nuestro cuerpo. Si nos duele la cabeza, inmediatamente nos tomamos una pastilla; si nos sale un pequeño herpes en los labios, corremos a la farmacia a buscar un ungüento para acelerar la curación. Ya no sabemos esperar. No nos es suficiente 24 horas para poder hacer todo los que nos corresponde en la jornada. Nuestra carrera contra el tiempo comienza desde que nos despertamos. Nos tomamos un café rápidamente en la esquina de la mesa y corremos para no llegar tarde al trabajo.

La tecnología contribuye a ayudarnos en nuestra carrera, desarrollando aparatos cada vez más sofisticados: los hornos microondas hacen vibrar las moléculas del agua de los alimentos a 2.450.000 veces por segundo, de manera que pueda ser servida en algunos minutos, y que el biberón de leche «desvitalizado» para bebés se prepare más rápidamente; los teléfonos móviles nos permiten comunicarnos en cualquier instante con el resto del mundo; los ordenadores cada vez son más competentes, y sobre todo, cada vez más rápidos.

La sociedad industrial, que muy bien ha impregnado nuestro día a día, igualmente ha creado una filosofía de gángster que consiste en querer amontonar un máximo de capital en un mínimo en tiempo. Para poder comprar el ordenador más moderno, el coche último modelo o tener las vacaciones de ensueño, se necesita dinero, mucho dinero. Esta búsqueda de enriquecimiento es lo que con mucha frecuencia prevalece en algunas profesiones.

La medicina no escapa de esta realidad: la mayoría de los médicos atienden a un gran número de pacientes en poco tiempo. En cuanto a los hospitales, los mantienen lo menos posible, ya que el tiempo es oro. Hay que hacer que los beneficiarios no resulten muy costosos, pero que sean rentables para que puedan existir los practicantes, los laboratorios que fabrican medicamentos o las grandes empresas que venden aparatos cada vez más sofisticados.

Durante ese tiempo, el cuerpo y sus mecanismos de curación son requeridos para reparar las afecciones causadas por las perturbaciones de nuestro día a día o por una intervención demasiado precoz en su proceso de recuperación. «No es un cáncer entre 100.000 el que podría curarse por sí mismo sin intervención médica, decía el Dr. Ryke Geer Hamer, sino al menos el 70% de los casos».

En su libro *Fundamentos de una nueva medicina*, el investigador cita el caso de una mujer mayor que padecía de un carcinoma sigmoide consecutivo de choque emocional provocado por la muerte de su canario, el cual amaba. Teniendo en cuenta su edad, los médicos estimaron que no valía la pena operarla. A la mujer le dieron de regalo un nuevo canario, y ella decidió darle todo el amor que sentía por el que había muerto. Su conflicto de pérdida estaba resuelto, ella se curó completamente sin ningún tratamiento, ¡su edad jugó a su favor! ¿Qué hubiera pasado si ella hubiera sido más joven? Sin duda alguna la hubieran sometido a una sigmoidetomía (ano artificial).

Lo mejor que podemos hacer para ayudar a nuestro cuerpo en ese proceso de curación ¿no sería eliminar lo que lo perturba dándole los medios y el tiempo necesario para que pueda proceder a la recuperación de los tejidos lastimados por la situación desestabilizante que hemos vivido?

El problema es que el dolor inquieta y la enfermedad causa miedo. Es el temor el que incita a los médicos a proponernos tratamientos que algunas veces pueden producirnos patologías secundarias o agravar nuestra enfermedad. Igualmente el miedo es el que nos conduce a que dejemos que sean ellos los que tomen la iniciativa con respecto a nuestra salud.

Mientras más conozcamos los mecanismos de la enfermedad, menor será el miedo; esto nos ayudará a aceptarla mejor y a reconocerla como el lenguaje de nuestro inconsciente o de nuestra alma.

«El alma sabe exactamente lo que nos conduce hacia la enfermedad, al igual que también conoce el itinerario de regreso».

Lucie Douville

PENSAR EN OTRA COSA

Engrandecemos aquello que nos llama la atención

Mientras más yo le preste atención a un malestar o a una enfermedad, más se intensifica. La razón quiere que hallemos la causa, que la liberemos y que dejemos que nuestro cuerpo se ocupe de nuestra curación. Pensar en ello sin cesar es no confiar en nuestro cuerpo, y particularmente, en la energía de curación que está en nosotros.

Norman Cousin había observado una menor necesidad de tomar pastillas para el dolor cuando miraba una película que lo hacía reír. Sin subestimar los beneficios de la risa, ¿es posible que cuando miraba esas imágenes, se olvidaba de su enfermedad?

Después de haber entendido las causas del acúfeno que padecía, traté de olvidarlo pensando: «Entendí, ¡ya no te necesito!». Luego dejé a mi cuerpo hacer su trabajo de recuperación. Más adelante, me volvió a dar, particularmente cuando me encontraba acostada en mi cama. En esos momentos, trasladaba mis pensamientos a momentos maravillosos que había vivido para no darle importancia. Unos meses más tarde, me di cuenta de que el acúfeno había desaparecido completamente.

Algunas personas hablan continuamente de sus problemas de salud sin darse cuenta hasta qué punto alimentan la energía de su enfermedad en lugar de lo que las podría ayudar a curarse. No se trata de callar su sufrimiento o de esconderlo a los otros, sino más bien de contar su problema a personas aptas que nos puedan ayudar, o al menos que puedan motivarnos a avanzar hacia el camino de curación.

NO APRECIAR A SU MÉDICO

Cuando una intervención médica o un tratamiento no arroja los resultados esperados o, peor, cuando nos crea secuelas desagradables o nos crea limitaciones, es de humano responsabilizar al médico que nos solicitó esa intervención o al que la realizó.

Nancy me consultó por un herpes ocular ubicado detrás de la córnea del ojo derecho. Ella se operó ese ojo con el fin de corregir un problema de estrabismo. Ella esperaba realmente que esa intervención alienara sus ojos, pero el estrabismo más bien se había remarcado con esa operación.

Cada vez que se veía en un espejo, sentía una rabia hacia el médico que la había operado. Esta rabia fue la que le creó ese herpes. En la terapia, terminó por aceptar que ese médico había hecho todo lo posible por corregir su problema de estrabismo, que la amplificación de desviación de su ojo estaba ligada a una causa que no había sido resuelta. Juntas buscamos esa causa. Nancy dejó de tener resentimiento por ese médico y su herpes se curó. Una próxima intervención podría dar mejores resultados.

Otra de mis participantes se despertó con una parálisis facial luego de una intervención quirúrgica motivada a un nódulo acústico. También sentía

213

una desaprobación por el médico que la había operado, pero ¿en qué energía se encontraba antes de esta intervención?

Ese nódulo acústico apareció después de que le anunciaron sobre el suicidio del hombre que quería ser su esposo, pero ella lo había rechazado porque no se sentía lista para casarse. Se sentía culpable de su muerte y no se daba más el derecho de ser feliz. Esa parálisis facial era un obstáculo frente a la posibilidad de rehacer su vida con otro hombre.

En nosotros es donde hay que buscar la causa de los que vivimos. Eso no significa que los médicos no puedan cometer errores, pero la pregunta persiste: ¿por qué me vinculé con ese médico y no con otro?

Al aferrarnos a un médico no hacemos sino mantener una energía negativa, la cual no nos llevará al camino de la curación.

MANTENER LA ESPERANZA

El momento más sombrío de la noche llega justo antes del despertar del sol.

RICHARD BACH

Mientras no encontremos la causa de nuestro sufrimiento, hay que seguirla buscando. A veces he escuchado por parte de mis participantes frases como: «En verdad he buscado, he tenido tanto acercamientos, pero sin ningún resultado». Algunas veces nos desmotivamos, sin embargo podemos estar muy cerca de encontrar lo que tanto hemos buscado.

Sofía me escribió: «Consulté a muchos psicoterapeutas que trabajan con un enfoque similar al de la metamedicina. No sólo fue uno o dos encuentros sino más de setenta de forma escalonada en tres años. No tuve ninguna mejora con respecto a los dolores físicos que sufría desde hacía seis años. ¿Existen casos que no se curan nunca? ¿Por qué?».

Yo me pregunté si no se trataba de una persona que buscaba la atención de un terapeuta con sus dolores. Yo no establecía terapias por correo y, por lo tanto, le propuse que me viniera a ver y que me contara su problema en la consulta.

En nuestro encuentro, me confesó que sus dolores físicos afectaban su rodilla derecha. Desde hacía seis años, Sofía vivía con esos dolores atroces que molestaban y limitaban todos sus movimientos. Ella me decía que en la mañana, antes de levantarse, no sentía los dolores, pero desde que se ponía en movimiento, el malestar comenzaba con intensidad.

Le pregunté que cuándo y cómo había comenzado eso. Se acordó que fue al día siguiente de una visita que le hizo a su suegra quien estaba a punto de morir. La interrogué para saber lo que ella sentía, cuáles eran los sentimientos que la habitaban en ese momento. Ella me dijo que esas escenas la llevaron a recordar la muerte de su padre, por quien todavía sentía mucha tristeza. La invité a que me hablara de él. Me contó que su padre fue quien se ocupó de ella desde su nacimiento porque su madre sufría de una gran depresión nerviosa, y que durante meses, ella fue incapaz de ocuparse de su casa y de sus hijos. Por esta razón se creó un vínculo muy fuerte entre ella y su padre.

Yo me pregunté si Sofía, al no haber aceptado la ida de ese ser querido, no tenía más ganas de avanzar en la vida. Al querer verificarlo, le propuse un proceso de de interiorización con el fin de llevarla a través de imágenes mentales a encontrar a su padre para finalmente dejarlo ir.

Le pedí que cerrara los ojos y que se relajara. En ese momento fue cuando sintió una fuerte emoción. La motivé a dejar ir las cosas. Cuando el dolor más grande salió a flote, le pedí que me hablara al respecto. Me dijo: «Yo ya he hecho este trabajo en muchas ocasiones, si supieras todo lo que he hecho para curarme de este dolor de rodilla, y a todos los médicos, los homeópatas, los hipnotizadores, los psicoterapeutas que he asistido…».

Para ayudar a Sofía, en primer lugar, tenía que hacer que recuperara su confianza y que creyera, pese a todo el trabajo que había emprendido hasta ese momento. Le pregunté que si ya había escuchado la historia que de un hombre que compraba pozos viejos de petróleo que durante años habían sido escavados y que habían sido abandonados. El hombre los ponía en marcha y, con frecuencia, de esos pozos viejos abandonados brotaban cantidades impresionantes de petróleo. Agregué que el momento más oscuro de la noche se encuentra justo antes de que aparezca el sol, y que probablemente ella estaba muy cerca de hallar la respuesta a su problema, que todas las negativas que había encontrado hasta el presente quizá la habían preparado a este encuentro conmigo.

Le confesé que incluso yo, quien me desempeño en este campo desde hace veinte años, me había tocado preguntarme sobre la causa de alguna enfermedad que me producía algún malestar, y que me había tomado más de un año encontrar una respuesta satisfactoria. Si un malestar perdura, es porque lo necesitamos para comprender algo esencial en nuestro proceso evolutivo. Cuando lo comprendemos, el malestar ya no tiene razón de ser y se va.

Sofía bajó el nivel de ansiedad y pudimos retomar la sesión. Esta vez, pudo retomar el proceso en la profundidad que yo le proponía.

La llevé a visualizar, en estado de relajación, la casa en la que vivía cuando era niña. Ella la veía como una película que se proyectaba en su cabeza. Luego le pedí que se viera niña, sin precisar la edad. Se vio a la edad de tres años.

—¿Dónde está la pequeña Sofía? ¿Cuáles son los sentimientos que siente?

—Se encuentra en el patio trasero de la casa. Se siente muy sola, siente que nadie se interesa en ella, siente que está de más.

—¿Esa pequeña niña piensa que su mamá no la quiere y que por esa razón ella sufre de depresión nerviosa desde que nació?

—Sí, es lo que ella cree. Mi mamá me tuvo a los 43 años cuando ella consideraba que su familia ya estaba conformada y terminada.

—¿Es posible que tu mamá no deseaba tener un nuevo embarazo porque estaba muy cansada y no tenía ganas de hacer cosas por ella misma? Es posible que lo que tu mamá no quería, ¿era esta la situación? El bebé, aún no lo conocía.

—Es verdad, esa era la situación.

—¿Es posible que a tu mamá le haya dado una depresión no por el bebé sino porque tenía muchas ganas de sentirse amada y respaldada durante ese embarazo, y más bien se sentía sola con lo que estaba viviendo?

—Sí, es verdad, ella ya me había dicho lo difícil que fue para ella ese momento.

—¿Es el bebé el que le causó esta depresión y no el sentimiento de sentirse abandonada en un período donde realmente necesitaba sentirse apoyada y motivada por su esposo?

—Justamente, fue el sentimiento que la llevó a vivir esa depresión.

—Ahora, tú, la Sofía actual, la que está conmigo en este momento, va a entrar en esa imagen. Te vas acercar a esta niña de tres años y le vas a decir que ella no es responsable de la depresión de su mamá, sino por el contrario, que su llegada le dio el valor para salir de esa depresión. Dile que ella ya no está sola, que tú está allí ahora, que cuenta contigo. Dile lo importante que ella es para ti. Dile esto con tus propias palabras.

—Escucha mi pequeña, quiero que sepas que te amo y que eres muy importante para mí, ya no estás sola en este momento, yo estoy aquí y siempre estaré allí para ti. Tu mamá no pensaba tener más hijos. Cuando se enteró de que estaba embarazada, eso la desestabilizó un poco, tenía miedo de lo que los otros pudieran pensar o decir. Ella hubiera querido tanto sentirse apoyada y tranquilizada por su esposo, pero él estaba muy comprometido con sus asuntos de negocios para darle el amor y el apoyo que ella necesitaba. Ella sintió que eso era demasiado para ella y se dejó decaer perdiendo el gusto por todo. Fue tu padre quien se ocupó de ti al principio, luego cuando tu mamá te veía, te tomó en sus brazos, eso le devolvió gradualmente el gusto por la vida. Tú has sido un regalo maravilloso que ella no esperaba.

—Ahora Sofía, tómala en tus brazos. Hazle sentir cuánto la amas y cuán importante es para ti.

—Ven mi pequeña, ven a mis brazos.

Sofía se vio meciéndola dulcemente.

—¿Cómo se siente en ese momento la pequeña Sofía?

—Sonríe, se siente feliz.

—¿Todavía siente que nadie se interesa en ella?

—No, ella ya no se siente más sola y tampoco siente que nadie se interesa en ella.

—Muy bien, ahora, en el presente, tómala de la mano y llévala cerca de su madre. Ayuda a la pequeña Sofía a que le pregunte a su mamá si desea que la tome entre sus brazos.

Sofía lo hizo. Vio a su madre abrazarla dulcemente entre sus brazos. Le pedí que guardara esta imagen en su corazón y la invité a regresar gradualmente conmigo abriendo los ojos.

Lo que su rodilla dolorida significaba era esa culpabilidad de vivir que le impedía avanzar en la vida.

Por otra parte, un acontecimiento particular se había producido durante nuestro encuentro. Ella se presentó media hora antes de nuestro encuentro. En ese momento me encontraba un poco indispuesta, ya que acaba justamente de almorzar y deseaba tener un poco de tiempo antes de entrar a la terapia. Este incidente me sirvió para que ella entendiera bien la diferencia entre la situación y la persona. Yo quería verla, deseaba recibirla, la esperaba, pero no me agradaba el hecho de que hubiera llegado media hora antes. En otra oportunidad, hubiera estado feliz de que hubiera llegado temprano, pero esta vez, motivado a razones personales, la situación me habían indispuesto.

Ella me dijo que era la historia de su vida, que siempre se sentía culpable de lo que le pasaba a los otros. Por ejemplo, ella hubiera querido ser una madre que hacía muchas cosas con sus hijos. Y sus hijos no se interesaban más que por los deportes o por los juegos en exteriores que ella no podía practicar a causa de sus dolores en la rodilla. Ella se desvalorizaba y se culpaba por no poder darles lo que ellos esperaban de ella. Ellos le decían las cantidades de cosas que sus compañeros hacían con sus padres, cosa que ella no podía hacer. Ella no se daba la oportunidad de interesarse en el deporte.

Era en ese sentido que ella no era suficientemente indulgente hacia sí misma. Las rodillas, que tienen que ver con la flexibilidad, y los huesos, la desvalorizaban, eran en parte la causa de sus dolores, pero en el fondo, igualmente había una culpa de vivir.

La llamé una semana después de nuestro encuentro para saber de ella. Me dijo que se sentía resucitada y que sus dolores en la rodilla habían visiblemente disminuido. Sofía había entrado en la fase de recuperación.

Recordemos que no son los medicamentos o los tratamientos los que nos curan. Ciertamente ellos pueden ayudarnos o aliviarnos, pero la curación se produce con el regreso de la armonía a nuestro ser.

TRATAR BIEN A NUESTRO CUERPO

Al enfermar es cuando le damos a nuestra salud una gran importancia. Mientras gozamos de buena salud, muy poco nos preocupamos de la maravillosa máquina que es el cuerpo humano. Desafortunadamente, cuando ella se desajusta es cuando nos damos cuenta de su valor. A menudo, es en ese momento cuando tomamos en cuenta la importancia de alimentarnos bien, de hacer ejercicio, de descansar y de saber relajarnos.

Cuando somos jóvenes y estamos bien de salud nos permitimos excesos, pero al acumular edad, es cuando pagamos el precio de esos abusos. A un hombre de aproximadamente cincuenta años le dio un cáncer de pulmón y este le confesó a su médico: «Reconozco que nunca respeté a mi cuerpo. Abusé del alcohol y de los cigarros. En la actualidad, estoy arrepentido». Su mujer, quien lo vio extinguirse miserablemente, dejó de fumar y comenzó a ocuparse de él.

Nuestro cuerpo es como un vehículo: mientras más lo cuidemos, mayor será el tiempo que lo conservaremos saludablemente.

Aprender a alimentarse bien

Las reglas de una buena alimentación preconizan que debemos darle a nuestro cuerpo la adecuada ración de proteínas, de lípidos y de glúcidos, con el fin de mantener un equilibrio entre nuestro consumo energético y nuestros aportes alimentarios.

De lo que poco nos hablan es de la importancia de degustar cada uno de los alimentos. Nuestro cerebro necesita saber que ha recibido lo que necesita para darnos la sensación de estar satisfechos.

Gracias a nuestras papilas gustativas y a otros sentidos (olfato y tacto) es que el cerebro recibe esas informaciones. Esas estimulaciones sensitivas se agregan al gusto de los alimentos que consumimos para activar, a través de reflejos, la secreción de la saliva y de los jugos gástricos.

Si comemos demasiado rápido, nuestro cerebro no tiene el tiempo de recibir la información para hacernos saber que ha recibido los alimentos necesarios. Por esta razón, tendemos a comer mucho más de lo que en realidad necesitamos.

Además, podemos creer que estamos bien alimentados porque comimos bastante, pero en realidad no absorbimos sino la parte gruesa o simple de los alimentos, que será en gran parte transformada en desechos. Sin embargo, nuestro cuerpo, para estar sano, necesita igualmente recibir una parte sutil. Alimentamos nuestros cuerpos sutiles gracias a todos nuestros sentidos: la luz del sol, la belleza de lo que vemos, el aroma de las flores, el olor de la tierra y de los árboles, la caricia del viento o del agua fresca en nuestro cuerpo, los sonidos que percibimos, todo eso es fuente de alimento pránico para nuestros cuerpos sutiles.

Veamos un ejemplo. Si nos comemos una naranja sin tomar el tiempo para respirar, no ingeriremos sino la parte gruesa, mientras que si tomamos el tiempo de inhalar el aroma, podemos absorber el prana[15] que nutrirá nuestros cuerpos sutiles. El prana es la energía que nos anima. Al respirar su olor podemos establecer la diferencia entre una fruta fresca y otra que no lo está, ya que la muerte de eso que está vivo es justamente la pérdida de prana. Si nuestra alimentación contiene más carne que frutas y vegetales, estaremos alimentamos más a nuestro cuerpo grueso que a nuestros cuerpos sutiles. Esta es la razón por la cual envejecemos más rápidamente.

La mezcla de sabores, orgullo de los chef creativos y que puede ser agradable al gusto, crea, en efecto, confusión en nuestro cerebro. Por ejemplo, si comemos pedazos de naranja y al mismo tiempo otras frutas, nuestro cerebro no recibirá claramente el gusto de lo ácido. Eso no quiere decir que hay que negarse a una ensalada de frutas o que no hay que mezclar alimentos diferentes. No. Significa que al tomarnos el tiempo de probar cada una de las frutas por separado nos aseguraremos de que nuestro cerebro recibirá la información de cada una de ellas, dándonos la sensación de haber consumido muchas frutas, lo que no ocurrirá si las comemos juntas. Al experimentarlo, constataremos que nos sentimos mejor alimentados, que tenemos menos necesidad de comer y que tenemos más energía.

---

15. El prana es la fuerza vital o la energía de vida.

He escuchado sobre la importancia de masticar bien los alimentos, pero ignoraba que era preferible comer cada uno de ellos individualmente para permitirle al cerebro reconocerlos bien. Al interesarme en la alimentación pránica fue donde descubrí este hecho y donde entendí cómo alimentar mis cuerpos sutiles.

Como la mayoría de las personas, estaba acostumbrada a comer platos compuestos de diferentes alimentos. Tuve que revisar mi forma de alimentarme para nutrir mejor mis cuerpos (físico y energético). Observé un aumento de mi energía y una disminución de mi necesidad de comer, lo cual me permite mantener sin ningún tipo de esfuerzo un peso ideal.

Aún consumo platos compuestos, si se da el caso, pero cada vez más busco colocar en mi plato alimentos en los que pueda apreciar cada uno de los sabores. Por ejemplo, si tengo pescado, calabacín y patatas, pruebo cada uno por turno. Puedo pasar de uno a otro, pero los pruebo individualmente permitiéndole a mi cerebro reconocerlos mejor. Al practicar esta forma de alimentarnos, ayudaremos tanto a nuestro cuerpo a estar mejor alimentado como a nuestro planeta, al consumir menos comida.

En nuestros países occidentales, cada vez más son las personas que padecen problemas de exceso de peso. Por supuesto, las causas de la obesidad son innumerables, pero los malos hábitos alimenticios y una falta de ejercicio pueden ser los responsables.

Por otra parte, si nuestro cuerpo necesita reparar tejidos afectados, pudiera darse el caso de que necesitemos comer más que lo normal o consumir alimentos que usualmente no nos permitimos comer. En esos momentos, en lugar de juzgar esos caprichos, mejor sería pensar: «Es exactamente lo que mi cuerpo necesita ahora». Eso puede ser carne o pescado si somos vegetarianos, o alimentos azucarados cuando estamos habituados a evitarlos. Por lo tanto, hay que comerlos pensando que serán saludables.

La importancia de hacer ejercicio

La sociedad industrial nos ha hecho fácil la vida, pero al mismo tiempo ha reducido el uso de nuestros músculos. Para ganar tiempo, preferimos utilizar nuestro carro o tomar el ascensor. Nuestras maletas tienen ruedas. Y resulta que con la edad nuestros músculos se debilitan.

El ejercicio es muy importante para mantenernos jóvenes y en forma. Nuestro corazón es un músculo, entrenarlo es excelente, ya que es la bomba que le permite a nuestra sangre circular para alimentar todas nuestras células. El sistema linfático, que le permite a nuestro corazón eliminar sus desechos, funciona gracias a los movimientos de nuestro cuerpo; de esta forma, comprenderemos que hacer ejercicio todos los días nos mantendrá jóvenes por mucho más tiempo y en excelente forma.

Mi abuelo era un hombre lúcido a los 89 años. Nunca tuvo un coche. Caminaba todos los días para ir a la ciudad. Todas las personas que practican deporte o que realizan un paseo a pie al menos durante treinta minutos diariamente, se aseguran de estar más activos y dinámicos por más tiempo.

Si nuestros músculos necesitan ejercicio para mantener su tonicidad, lo mismo hay que aplicar a nuestras facultades intelectuales. Mientras más continuemos estudiando y aprendiendo, nuestras neuronas serán requeridas, y menos serán las posibilidades de sufrir de Alzheimer.

Masajear nuestro cuerpo

El masaje es un acto de amor con respecto a nuestro cuerpo. Nuestra piel necesita ser tocada y acariciada. Recibir masajes o masajearnos nosotros mismos ayuda a nuestra piel a ser más suave y a conservar su juventud.

Un vendedor de productos a base de argán, me vendió una de sus cremas. Me dijo: «Mire lo joven que se ven mis manos. Yo tengo 86 años. Casi no tengo manchas por el envejecimiento. Utilizo esta crema todos los días desde hace años». Le compré su producto, pero entendí que masajeando sus manos todos los días les daba amor, que es lo que podía mantenerlas jóvenes y bellas por más tiempo.

Querer nuestro cuerpo y cuidarlo es
una garantía de salud y de longevidad.

Bibliografía

ALFREY, A. C., LEGENDRE, G. R., KHEANY, W. D., «The dialysis encephalopathy syndrome. Possible aluminium intoxication», *N. Engl J Med*, 1976, 294: 184-188.

ANCELET, Éric, *Pour en finir avec Pasteur : un siècle de mystification scientifique*, Hamburgo, Éditions Marco Pietteur (col. Résurgence), 2001.

COUSINS, Norman, *La volonté de guérir*, París, Le Seuil, 1980.

DE BROUWER, Louis, *Vaccination : erreur médicale du siècle*, Montréal, Éditions Louise Courteau, 1997.

FLÈCHE, Christian, *Décodage biologique des maladies*, París, Le Souffle d'Or, 2001.

GIVAUDAN, Anne, *Celui qui vient*, París, Éditions Amrita, 1996.

GRIFFITHS, Mark, *Se guérir pour se libérer*, París, Éditions Vivez-Soleil.

HAMER, Ryke Geerd, *Fondement d'une médecine nouvelle* (tomos 1 y 2), París, ASAC, 1988.

KOCH, William F., «Introduction à la thérapie radicale», *Journal of the American Association for Medico-Physical Research*, 1961.

LALONDE, Pierre, Frédéric GRUNBERG et al., *Psychiatrie clinique, approche bio-psycho-sociale*, Montréal, Éditions Gaëtan Morin, 1988.

LANCTÔT, Guylaine, *La mafia médicale*, Montréal, Éditions Louise Courteau, 1994.

LEDOUX, Johanne, *Guérir sans guerre*, Montréal, J'ai lu, 2001.

LEMOINE, Patrick, *Le mystère du placebo*, París, Odile Jacob, 1996.

RUBINSTEIN, Henri, *Psychosomatique du rire*, París, Robert Laffont, 1983.

SKRABANEK, Petr y James McCORMICK, *Idées folles, idées fausses en médecine*, París, Odile Jacob, 1997.

TAL SCHALLER, Christian et Kinou, *Le rire, une merveilleuse thérapie*, París, Vivez-Soleil, 2000.

TISSOT, Jules, *Constitution des organismes animaux et végétaux : causes des maladies qui les atteignent*, París, Naturazur (Le Roc Fleuri), 1946.

TOURNEBISE, Thierry, *L'écoute thérapeutique*, Paris, Éditions ESF, 2001.

VASEY, Christopher, *Le message du Dr Paul Carton : l'Hippocrate du XXe siècle*, París, Éditions Trois Fontaines, 1992.

WILLNER, Robert E., *L'escroquerie du sida*, París, Vivez-Soleil, 1992.

WIRKUNG, Wechsel, *Fehldiagnose Aids*, diciembre de 1994.

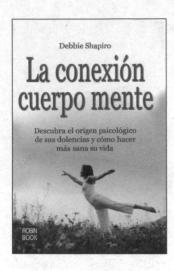

LA CONEXIÓN CUERPO MENTE

Debbie Shapiro

Descubra el origen psicológico de sus dolencias y cómo hacer más sana su vida

Este libro presenta una nueva y sorprendente investigación sobre la relación existente entre el cuerpo y la mente, que demuestra cómo las actitudes conflictivas, los temores y los sentimientos reprimidos pueden influir directamente en el organismo y su funcionamiento. Asimismo, explica cómo nuestros estados emocionales pueden favorecer todo tipo de enfermedades: la hipertensión arterial, las disfunciones cardíacas, los trastornos nerviosos..., e incluso el cáncer. La autora subraya el modo en que las distintas dolencias pueden contribuir, no sólo a transformar nuestra salud física, sino también a facilitar la curación a un nivel más profundo.

EL MENSAJE CURATIVO DEL ALMA

Ruediger Dahlke

Cómo interpretar los síntomas para descubrir las causas espirituales de la enfermedad. Junto a detallados análisis de las más diversas enfermedades y su significado para el afectado, Dahlke se ocupa muy detalladamente de cómo tratar cada una de ellas. Así, el médico y psicoterapeuta describe en este libro una gran cantidad de cuadros patológicos concretos con el objetivo de ayudar al lector a leer e interpretar sus propios síntomas y establecer con posterioridad la relación con las causas espirituales de la enfermedad. Se trata de un libro irreemplazable, muy adecuado como obra de consulta y para le estudio profundo de la interrelación entre cuerpo y alma.

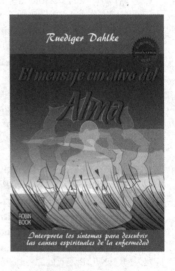

LA ENFERMEDAD COMO SÍMBOLO

Ruediger Dahlke

Descubra el origen psicológico de sus dolencias y cómo hacer más sana su vida

Ruediger Dahlke concibe la enfermedad como un proceso lleno de sentido, como una vía del alma para trasladar a la conciencia los conflictos psíquicos no resueltos. Para ello es necesario conocer la interpretación simbólica de los síntomas de las enfermedades, es decir, descifrar el mensaje de la enfermedad.

Este manual, que incluye unos 400 cuadros patológicos con más de 1.000 síntomas, brinda apoyo tanto al terapeuta como al lector que realiza un tratamiento médico o de autoayuda, y permite al usuario plantearse, bajo su propia responsabilidad, las tareas convenientes que le indica la enfermedad.

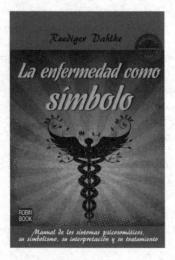